自分を変える
睡眠のルール

千田琢哉 Takuya Senda

SOGO HOREI PUBLISHING CO., LTD

プロローグ　眠るが勝ち。

今は昔、団塊《だんかい》の世代が受験戦争を繰り広げていた頃に、こんな言葉が流行《はや》ったと聞く。

「四当五落《よんとうごらく》」

4時間しか寝ずに勉強に励んだ受験生は通り、うっかり5時間も寝てしまった受験生は落ちるという意味だ。

あなたはこうした誤った根性論を鼻で笑うかもしれないが、これは紛《まぎ》れもない事実だったのだ。

もし嘘だと思うのなら、あなたの周囲にいる、現在70歳前後で大学受験の経験者に聞いてみればいい。

苦笑しながら教えてくれるはずだ。

私は団塊ジュニアの世代だが、「四当五落」はすでに死語になっていた。

それどころか高校時代には、「睡眠時間だけは削ってはいけない」と口を酸

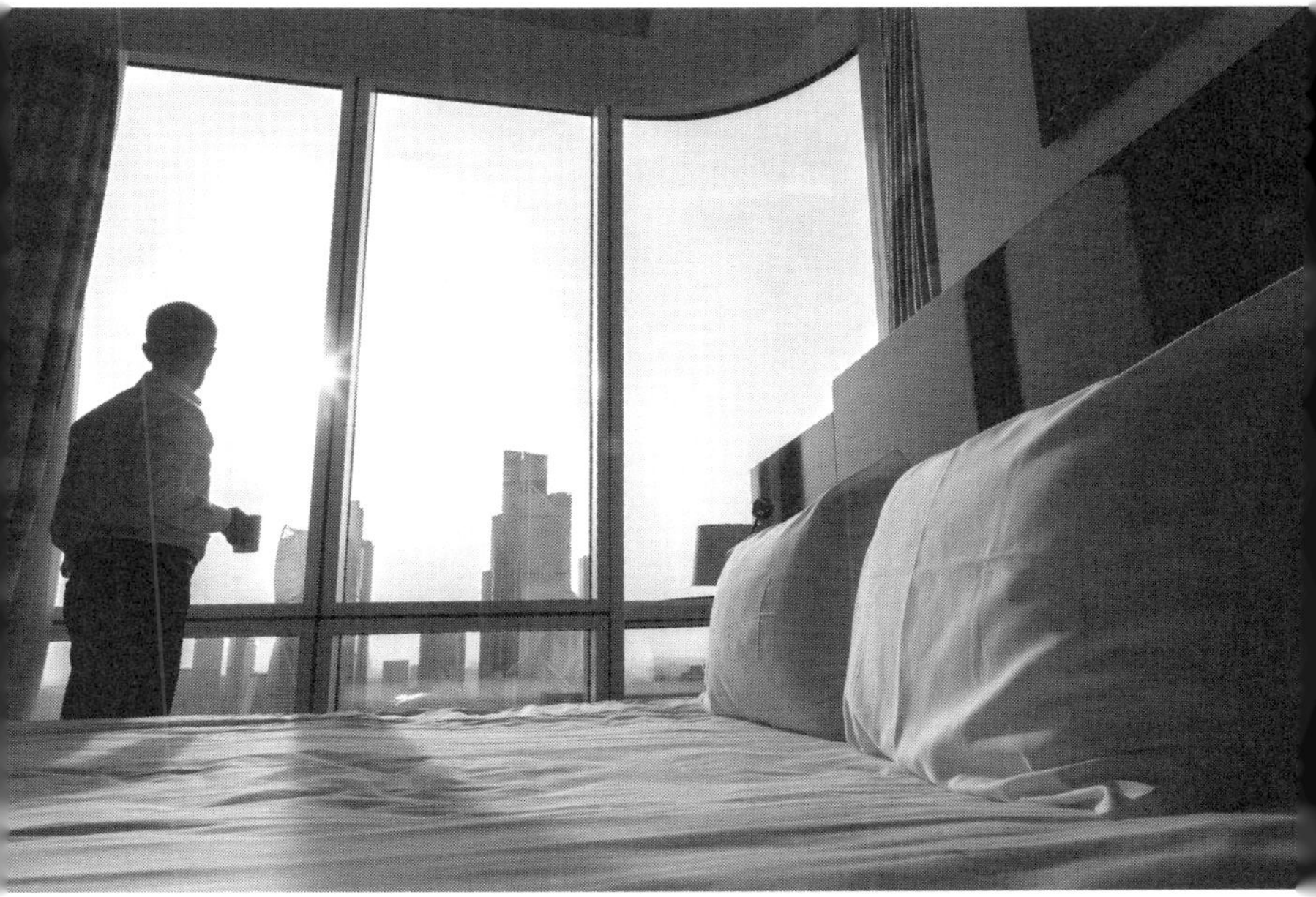

っぽくして生徒に呼びかけていた教師もいた。
　私が高校3年生の時の担任は、授業が終わり次第、ホームルームは30秒以内で済ませ、「早く帰って、早く寝ろ！」と毎日言って生徒を教室から追い出していた。
　彼は名古屋大学の数学科を首席で卒業し、全難関大学の数学の入試問題が頭に入っており、しかもそれらに対する模範《もはん》解答を遥《はる》かに凌《しの》ぐ、シンプルかつ美しい独自の解答を毎回授業で披露《ひろう》していたため、〝スーパーサイヤ人〟と呼ばれていた。

他の数学の教師からも「天才」と一目置《いちもく》かれていた。

そんな彼に対し、生徒たちは異口同音《いくどうおん》に「どうすれば数学ができるようになるのか」と質問したが、彼は毎回こう即答していた。

「よく寝ることだ」

彼に言わせると、行き詰まって長時間だらだらと考え続けても、問題はたいてい解決しないということだ。

長時間だらだらと考え続けるのは、実際には頭を使っているわけではなく、寿命の無駄遣いなのだ。

それよりは、やるだけやったらさっさと寝てしまったほうが、起きた時にいいアイデアを授かるということだ。

私は数学が大好きだったが、「この人にはなれない」と早々に道を断念し、この教師の教えを、その後、スポーツや仕事に応用したところ、効果てきめんだった。


行き詰まったら、勇気を持って寝ることだ。

勇気を持って寝ると、必ず道が開けてくる。

行き詰まったままで人生を終えるのは、あなたがさっさと寝ないからだ。
人生は、眠るが勝ちなのだ。

２０１６年８月吉日　南青山の書斎から　千田琢哉

第1章
人生を仕切り直すなら、まずは睡眠から

第2章

健康な身体をつくる、睡眠術

第3章
良質な睡眠が、仕事のパフォーマンスを劇的にアップさせる

第4章

充実した睡眠こそ、有意義な人生を送るための根幹

第1章

人生を仕切り直すなら、まずは睡眠から

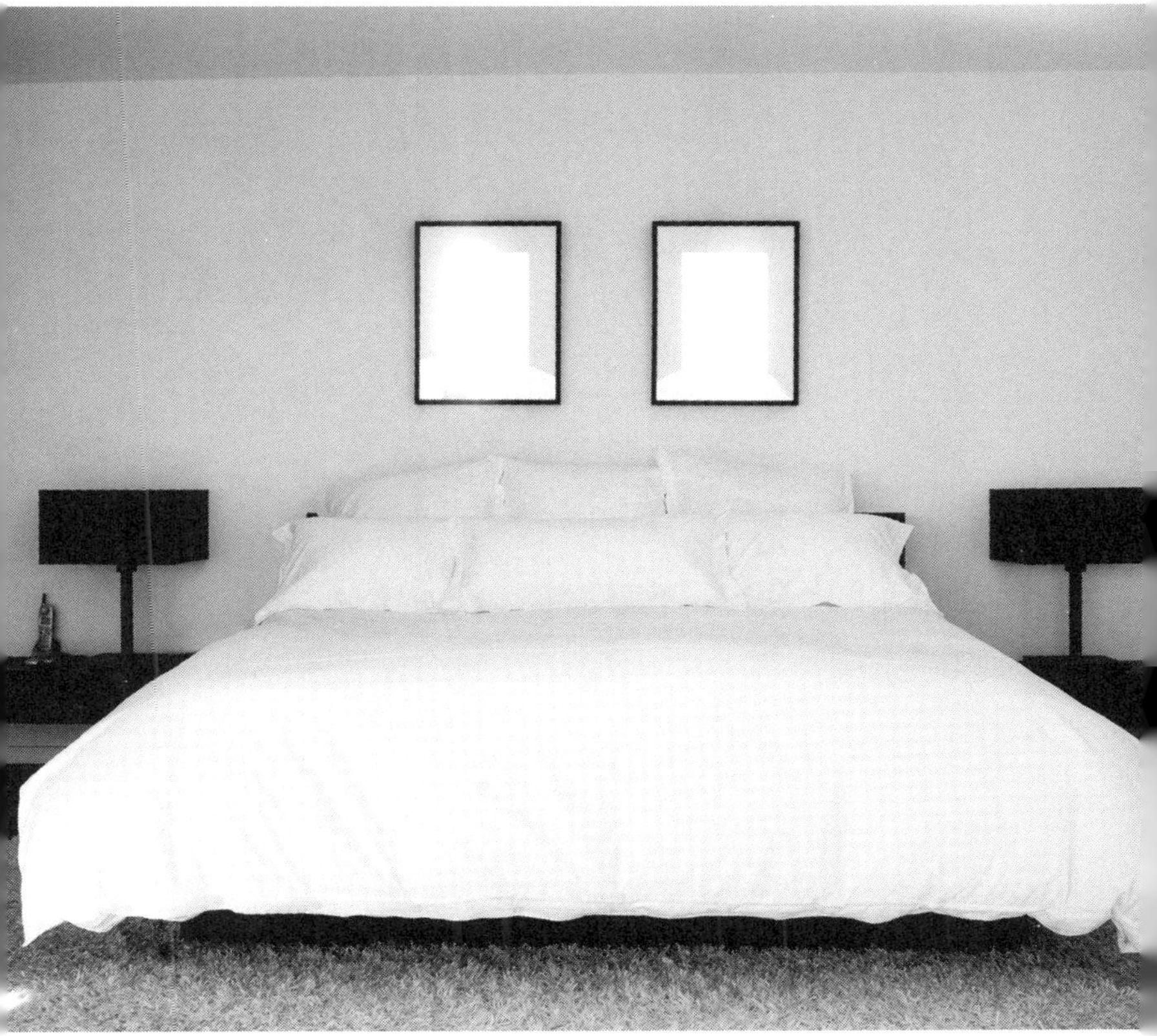

01

戦争とは、「睡眠の確保」合戦である。

戦争の勝敗は何で決まるのだろうか。

もちろん武器の性能の違いはある。

だが現実には、核兵器など最新兵器を頻繁《ひんぱん》に使用するわけにもいかず、ゲリラ戦になった場合には、現場最前線で戦っている兵士たちの気力と体力で決まる。

もちろん空中戦でも、パイロットたちの強靭《きょうじん》な肉体と精神力が求められるのは言うまでもない。

そして、それらの陣頭指揮《じんとうしき》を執《と》るリーダーは、常に頭脳をフル回転させて、その場その場で最善とされる判断をしていかなければならない。

すでにお気づきのように、戦争とは「睡眠の確保」合戦なのだ。

どれだけ睡眠を確保できたかで勝敗は決まるのだ。

兵士たちが睡眠不足のままだと一瞬の判断も鈍り、それがそのまま命取りになるのだ。

その上、人は睡眠不足だと必ずイライラしてくるから、仲間割れしやすくなる。

普段しごかれている上官に対する不満が募るのは、間違いないだろう。

戦争経験者である兵士たちの告白として、銃撃戦の最中に、どさくさに紛れて背後から部下に頭を撃ち抜かれた上官も珍しくないという話もよく耳にする。

一人ひとりがイライラしている上に、仲間を信用できないとなれば、もはやチームワークとしての成果は絶望的だ。

どちらかと言えば根性論がまかり通っていた日本が、第二次世界大戦で敗れたのも、戦略を練る幹部や現場最前線で戦う兵士たちの、慢性の睡眠不足が原因だったこともある。

当時から根性論を嫌い、科学的に戦争を捉えていた欧米では、「いかに睡眠を確保するか」を最優先で考えていた。

リーダーも兵士も交代制にして、たっぷりと休息させていたから、最高のパフォーマンスが発揮できた。

第二次世界大戦で原爆を落とされるまでは、兵器の性能や兵士の訓練量において、日本はむしろ上回っていたと分析する人もいる。ところが肝心の兵士たちが睡眠不足だと、せっかくの兵器や訓練の効果も半減してしまう。

リーダーたちが慢性の睡眠不足となれば、論理的に判断して相手に勝とうとするのではなく、思考停止状態のまま「当たって砕けろ」的な発想に陥るのも無理はない。

これは何も命がけの戦争に限った話ではない。

仕事でもスポーツでも、人生全般で睡眠不足は私たちにとって大敵なのだ。

古今東西問わず、この世で睡眠不足で得をすることなど何もないのだ。

あなたの人生の歯車がどこか狂ってきたら、それはきっと睡眠不足が原因だ。
睡眠不足は、諸悪《しょあく》の根源なのだ。

Point

睡眠不足は、命取りにもなりかねないことを肝に銘じよう

02

負のスパイラルを断ち切りたければ、とりあえずいったん眠る。

ここ最近、悪いことが立て続けに起こる。
今朝から行く先々で、多くのさげまんとスレ違う。
どれだけ気合いを入れても、集中できない。
誰だって、そんな負のスパイラルに巻き込まれることはある。

私も昔は負のスパイラルに巻き込まれたら、まるで鯉《こい》の滝登りのように気合いと根性で現状を打破しようと試みた。

ところが、結局上手くいかなかった。

否、それどころか状況はますます悪くなるばかりだった。

そこで一度、「もう、どうにでもなれ」と開き直って、ついそのまま眠ってしまったことがあった。

眠りから覚めた瞬間は、「嗚呼《ああ》、寝てしまったか……」と自己嫌悪《じこけんお》感が襲ったと思う。

ところが意外なことが起こった。

「もう、どうにでもなれ」と眠ったのを機に、人生のリズムが明らかに変わったのだ。

これればかりは、あなたも一度経験してみるしかないが、これまで自分が生きてきた世界とは別の時間の流れ、空間で生きているイメージだ。

人生のリズムが一変するのだ。

悪いことが立て続けに起こっていても、眠ったのを機にオールクリアされる感じだ。

行く先々でさげまんとスレ違って運気がガタ落ちしていても、眠ったのを機に運気の立て直しができる感じだ。

どれだけ気合いを入れてアイデアを絞《しぼ》り出そうとしても出てこなかったのが、眠ったのを機に、まるでパイプの詰まりが除去できる感じだ。

まるで**眠りは自然の摂理《せつり》が人類に授けてくれた魔法と言ってもいいくらいに、マイナスの状態をいったんゼロに戻してくれる便利なシステムなのだ。**

この経験から、私は眠りの力を最大限活用するようになった。

人生で行き詰まったら、とりあえずゴロンと横になって眠る習慣になった。

仮に取り返しのつかないほどの大失敗をやらかしても、謝罪や後始末などすべきことをすれば、「いざとなったら俺には昼寝がある」と思えば心強かった。

現実問題として、私が昼寝してもしなくても、すでにやらかしたことについて状況は何も変わらないのだ。

それなら私だけでも快適に昼寝をして、負のスパイラルを断ち切ったほうが断然いいというものだ。

ここ最近は、何も困ったことがなくてもよくゴロンと横になる。

否、しょっちゅうゴロンと横になって昼寝しているからこそ、何も困ったことが起こらないのだ。

ここだけの話、昼寝すればするほど幸運に恵まれるようになった。

Point

眠りのリセット効果を、最大限活用しよう

03

熟睡して起きたあなたは、別人。

起きている間はどんなに落ち込んでいても、熟睡して目が覚めると、すこぶる気分が良くなっているだろう。

もちろん昨夜の嫌な出来事がゼロになっているわけではないが、少なくとも半減しているはずだ。

たいていは、「よく考えたらたいしたことじゃなかったな」「やっちゃったことは今さら仕方がないか」というように、かなり前向きになっているものだ。

これは、脳があなたの睡眠中に、生まれてから今日までの記憶の編集作業をしてくれたおかげだ。

リアルタイムではかなり刺激的なことでも、時間が経つと冷静になるのは、脳が編集作業をして、より客観的に状況を把握できるようになるためだ。

熟睡は、精神を回復してくれるだけではない。身体の傷が癒《い》えるのも、熟睡のおかげなのだ。

たとえば、手術が終わったあとはしばらく安静にして熟睡しなければならないが、あれはそれだけ傷の回復には熟睡が必要だからだ。

手術に限らず、どんなに若くてもお肌が荒れてくるのは、睡眠が不足しているからだ。

我々の身体はもの凄い勢いで新陳代謝《しんちんたいしゃ》を繰り返しているが、それが最高のパフォーマンスを発揮するのは熟睡している場合だ。

「一日一生」という言葉もあるように、１日１日が人生そのものであり、人生はその1日の積み重ねだ。

これを一歩突っ込んで考えてみると、人は毎日生まれ変わっているということであり、人は寝ている間に生まれ変わると解釈することもできる。

子どもの頃にアニメや映画のヒーローやヒロインたちが変身する姿に憧れたのは、それだけ人は生まれ変わってバージョンアップした別人になりたいからだ。

だが、アニメや映画の世界だけではなく、現実でも変身することは可能だ。

毎日熟睡して、心身ともにバージョンアップすればいいのだ。

精神的にタフな人に、睡眠不足の人はいない。

それは毎日熟睡しているからこそ、精神的にタフになれるからである。

年齢の割に内面から溢《あふ》れんばかりの生命力が漲《みなぎ》っており、若々しく見える人に、睡眠不足の人はいない。

それは毎日熟睡しているからこそ、肉体的に若々しくなれるからである。

ハッキリ言って、**人生で一番大切なことは熟睡する環境を獲得することだ。**

あなた〝ならでは〟の熟睡する環境を獲得してしまえば、人生は楽勝なのだ。

Point

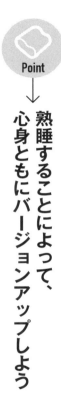

熟睡することによって、心身ともにバージョンアップしよう

04

「早寝早起き」の決定打は、早寝。

「早寝早起き」が理想なのは、誰でも知っている。

ところが「早寝早起き」を実行しようとすると、こんな失敗をやらかす人が多い。

寝る時間はこれまでと変わらないまま、体に鞭打《むち》って無理に早起きだけを実行しようとするのだ。

その結果、あえなく三日坊主で終了して自己嫌悪に陥るか、無理に継続して体を壊す。

あなたが、もし本気で「早寝早起き」を習慣にしたければ、頑張らないことだ。

「早寝早起き」を習慣にしたければ、頑張らなくてもいいように知恵を絞ることだ。

少し考えればすぐにわかるが、**無理をせずに楽々早起きを習慣化するためには、何よりもまず早く寝なければならない。**

早く寝なければ単に睡眠時間を削るだけの、我慢比べになってしまうからだ。

あなたの目的は忍耐力をつけることではなく、早寝早起きで人生を好転させることのはずだ。

そのためには、どうすれば早く寝ることができるのかという当たり前のことを、真剣に考えることだ。

早く寝るためには、夜更《よふ》かしをしないことだ。

夜更かしをしないためには、余計なことをしないことだ。

余計なこととは、何となく携帯をいじっていたり、何となくテレビを眺めていたり、何となく残業をしていたりする行為だ。

何となくやっていることは、時間のぜい肉だ。

残業も早々に切り上げてまっすぐ家に帰ってきて、夜の9時以降は携帯の電源をオフにしてテレビも見ないことだ。

私の周囲でここ最近増えているのは、「テレビを処分しました」という人だ。地デジをきっかけにテレビ離れが加速したのは、切り替えにもたついている間に、「テレビなんてなくても生きていける」と国民が気づいてしまったからだ。

テレビを処分した人たちの誰もが気づかされるのは、自分の時間が激増することだ。

あり余った時間を前に、これまで膨大《ぼうだい》な時間をテレビに奪われてきたことに気づかされるのだ。

そして、その時間を英語や資格試験の勉強に回し、必要最小限のニュースは携帯でいつでも好きな時にチェックする人が増えてきた。

そのうち、「携帯も処分しました」という人が珍しくなくなるだろう。

ちなみに、私はここ数年携帯を持ち歩いていないし、寝室で充電しっ放し状態だ。

１日一度だけ寝る前にチェックして、必要最小限で返信をするくらいだ。

最後に、もしあなたがサラリーマンで、残業をしなければならなくなったら、翌日に早朝出社して残業を終わらせることだ。

早寝の秘訣《ひけつ》は、とにかくあなたの〝何となく〟やっている常識を完全削除することだ。

長い目で見れば、人生で早寝より大切なことなんてほとんどないのだから。

Point

どうすれば早く寝ることができるのかを、真剣に考えよう

05

宿題を頭に放り込んだまま眠ると、早く眠りにつく。

私は寝つきがすこぶるいいが、昔から習慣になっていることがある。

それは、必ず何か考えながら目を瞑《つむ》ることだ。

考え事をしていたら眠れないという人がよくいるが、それは頭を使っていないからだ。

頭を使っていない人は、考え事をしているのではなく、ただぼんやりと悩み事を抱えながら気を使っているだけなのだ。

ぼんやりとした悩み事を抱えるのではなく、その解決方法を具体的に考えるのだ。

目を閉じながら具体的に解決方法を考えると、すぐに頭の回転が鈍くなってくる。

そのうちに意識が飛んで、昏々《こんこん》と眠りにつくというわけだ。

会議中に腕を組んで目を瞑っている人がいるが、あれがまさに頭の回転が最高に鈍くなっている状態だと考えればいい。

眠れない時にはヒツジを数えるという昔ながらの方法があるが、何かを数えるためには自分の頭を使わなければならないから眠くなるのだ。

サラリーマン時代の私は、寝る前にはよく頭に宿題を放り込んでいたものだ。

眠い目をこすりながら夜な夜な考え続けるよりも、勇気を持って「えいやっ！」と仕事を中断し、そのまま夢の中で考え続けようとしたのだ。

夢の中で考え続けようとしても、推定では5秒以内に思考が曖昧模糊《あいまいもこ》としたものになり、10秒後にはもう眠っていると思う。

現実には、夢はほとんど覚えていないから、夢の中で考え続けていたかどうかはわからないが、翌日以降に画期的《かっきてき》な解決策やアイデアが当たり前のように溢れてきたものだ。

これまでに、アイデアがよく溢れてきたのは、朝シャワーで頭皮を刺激している瞬間や平日の散歩でぼんやりと人間観察をしている時だ。

なぜか私は、この二つの時間に、まるで天から授かるようにアイデアがよく降りてくる。

人によっては、湯船に浸かってくつろいでいる時間や、お手洗いの最中にアイデアが降りてくるようだ。

いずれにせよ、寝る前に宿題を放り込んでおくと、常に脳にその宿題を解決しようという微電流が走っている状態になるから、ふとした瞬間にアイデアに繋《つな》がるのだろう。

本書の読者には受験生もいるだろうから、寝る前にやっておくといい勉強をお伝えしたい。

それは英単語や漢字、あるいは社会科などの暗記モノである。

それらはすべて、寝る前に頭に放り込んでおくことだ。

暗記モノは机の前でするのではなく、ベッドの上で寝る直前にするのだ。

次第にウトウトして眠ってしまったら、熟睡できる上に成績も急上昇するから一石二鳥だ。

寝る直前に憶えたことは、記憶に残りやすい。

嘘だと思うなら、ぜひ今日から暗記モノはすべて枕元に置いて睡眠薬代わりにしてみよう。

Point

睡眠の力を利用すれば、課題は解決できる

06

睡眠は、明日への投資だ。

自己投資の大切さを説く人は多い。

私が考える自己投資の頂点は、睡眠だ。

睡眠というのは、明日への投資なのだ。

睡眠をきちんと確保していなければ、明日をきちんと生きることができない。

人生とは、誰もが平等に与えられた1日24時間という限られた時間を、どのように配分するかというゲームなのだ。

たとえば、1日に3時間しか眠らず、残り21時間をフラフラになりながら過ごすというのも、一つの人生だ。

あるいは、１日に8時間眠って、残り16時間をフル回転で生きるというのも、一つの人生だ。

ゲームと同じで、あなたの人生の主人公はあなただから、あなたが１００％好きなように時間を配分すればいい。

私の場合は睡眠を明日への投資と考えているから、睡眠時間をケチることだけはしない。

惜しみなくドカンと睡眠に投資することによって、途轍《とてつ》もないリターンがあると確信している。

私が睡眠に対する欲求がピークに達したのは、中学生時代だ。

中学生時代には、朝５時から朝練と称して部活が行われていた時期があり、「これは殺される」と直感した。

当時は真夏の炎天下でも水を飲むことが許されず、そこに睡眠不足が上乗せされて寿命を削られていた。

そして現実に、私の二つ下の後輩がしごきの最中に亡くなったとテレビのニュースで流れた。

彼の死を知った時、私はすでに高校生だったが、「自分があゝなっていてもおかしくなかった」と思った。

睡眠時間を削るのは、寿命を削る行為なのだ。

睡眠時間を削ることを強要してくる相手は、殺人行為をしているに等しい。

さすがに私が大学生になった頃には、「水を飲んではいけない」「○時間も寝れば十分だ」といった風潮は廃《すた》れていたが、辛くなければ成長できないという狂った時代を経験したからこそ、睡眠の大切さが身に染みて理解できる。

「水を飲んではいけない」がおかしいのは、今時の小学生でも知っているが、「○時間も眠れば十分だ」というセリフがおかしいと思う人は少ない。

ベストな睡眠時間は人によって大きく異なり、その上、同じ人でもその日の体調によってその時間は変わってくる。

睡眠時間を削るということは、未来を削るということだ。

睡眠時間をケチっていては、あなたはいつまで経っても幸せにはなれないのだ。

Point

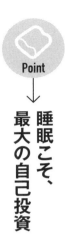

睡眠こそ、最大の自己投資

07

睡眠不足だと、さげまんを吸い寄せる。

睡眠不足の一番のデメリットを挙げるとすれば、それはさげまんを吸い寄せてしまうということだ。

さげまんとは、その場の空気を一瞬で下げモードにする厄介《やっかい》な女性のことで、さげまん菌に感染した男性のことを、俗に〝さげちん〟と呼んでいる。

さげまんやさげちんは、一目見た瞬間に判別できる。

横断歩道ではデカ鞄《かばん》を抱えて携帯をいじって下を向いているから、しょっちゅう人とぶつかってさげまん菌を撒《ま》き散らす。

ランチタイムになると三人組で群がって歩道を塞《ふさ》ぎながらノロノロ歩くから、邪魔だから追い越そうとした通行人にぶつかって、これまたさげまん菌を撒き散らす。

そしていつでもどこでも周囲から煙たがられているから、性格が歪《ゆが》んでイライラしてくる。

性格が歪んでイライラしてくると、同じくさげまん同士でヒソヒソ話に精を出す。

ヒソヒソ話に精を出しているうちに、次第にヒソヒソ話をする際に動かす顔の筋肉が異様に発達してくるから、見る見る陰湿《いんしつ》な顔つきになる。

これがさげまんだ。

あなたが睡眠不足でノロノロしたり、イライラしたりしていると、こうしたさげまんと遭遇《そうぐう》する確率が飛躍的に高まる。

街で肩を怒らせながら通行人を睨《にら》みつけながら歩いていると、同じようなチンピラが寄って来てトラブルに発展しやすくなるのと同じ原理だ。

人は、自分と似たような人を無意識のうちに吸い寄せるという法則がある

のだ。

睡眠不足になるとさげまんを吸い寄せるのは、さげまんの責任ではなく、あなたの責任なのだ。

睡眠不足の状態こそがまさにさげまんの状態であり、さげまんである限り、さげまんに囲まれてろくな人生にはならないのだ。

倒産間近の企業の幹部たちは、揃《そろ》いも揃って記者会見で寝不足の顔つきをしているはずだ。

あれは倒産間近だから寝不足になったのではなく、それ以前から慢性の睡眠不足だったのだ。

慢性睡眠不足の集団が経営幹部に居座《いすわ》っていると、絶対、必ず、100％経営を傾ける。

なぜなら、組織全体をさげまん化して、取引先もすべてさげまん企業で揃えてしまうからだ。

あなたの会社でも慢性睡眠不足と思われる忙しい部署があれば、じっくり観察してみよう。

いかにも運が悪そうな、険悪《けんあく》なムードが漂《ただよ》っているはずだ。
組織は、そのさげまん部署をがん細胞として切除しない限り、確実に崩壊に向かうだろう。

Point

しっかり睡眠を取り、不運を遠ざけよう

08

早朝は、チャンスで溢れ返っている。

人生のリズムを朝型に切り替えると、人生が好転するという話はもう聞き飽《あ》きただろう。

朝型のほうが何となくいいのはわかるが、それができないから困っているというのが本音ではないだろうか。

実は、あなたが朝型に生活をシフトできないように、他の人たちにとっても朝型にシフトするのは難しいのだ。

だからこそ、朝型にシフトすることに価値があるのだ。

なぜ、あなたが朝型にシフトすることに価値があるかというと、朝は競争率が低いからだ。

試しに始発電車に乗ってみればいい。

ガラガラに空いており、どこでも好きな席に座り放題だろう。

しかもポツリ、ポツリと座っている人たちは誰もがパチリと目が冴えており、優雅に読書したり、勉強したりしているはずだ。

電車の時間が遅くなるにつれてどうなるかは、もはや説明する必要がないはずだ。

通勤ラッシュは、他人の体にもたれて立ちながら、だらしない顔をして寝ているサラリーマンもたくさんいるし、女性の大敵である痴漢にとっては格好の場だ。

あるいは、満員電車の中では、薄汚くてどでかいリュックが邪魔になってトラブルの原因になっていることもある。

都会では、すし詰め状態の満員電車で、窓ガラスが割れる事件もあるくらいだ。

通勤ラッシュとは、まさに〝さげまんのゴールデンタイム〟に他ならない。別に脱サラしなくても、こうした通勤ラッシュとは無縁の人生を送る方法がある。

それが早朝を活用することなのだ。

通勤ラッシュのみならず、早朝のオフィスには人がほとんどいない。つまり、誰にも邪魔されずに集中して仕事に没頭《ぼっとう》できるというわけだ。

その上、もし同じく早朝出社している人がいたら、それはきっと偉い人かこれから偉くなる人だから、そういう人たちと親しくなれる可能性もある。

通勤ラッシュ時のうだつの上がらないしょぼい人脈ではなく、一流の人脈が構築できるのだ。

これに加え、私の場合は、サラリーマン時代に朝型にすることによって、突然かかってきた電話をたまたま取ったら、大口の契約に結び付いたことが何度もあった。

「お、こんな時間に繋がるとは……」と始まり、「これも何かのご縁だから」ということで仕事が楽々決まったものだ。

早朝はチャンスで溢れ返っているのは、スピリチュアルな話なんかではなく、極めてロジカルな話なのだ。
時間も空間もできるだけ空いていて、競争率が低いのが善なのだ。

Point

朝型にシフトすると、人生が大きく変わる

09

寝る時くらい、王様のように堂々としよう。

私はこれまでに公私とも、老若男女《ろうにゃくなんにょ》を問わず、数多くの人たちと寝食を共にさせてもらってきた。

それらの経験から、**人の寝方は、その人の本質であることに気づかされた。**

上品な寝方をする人は根が上品であり、せこい寝方をする人は根がせこい。

これにはもはや例外がないのだ。

男女の交際でも、相手の寝顔を愛せないなら、その相手とは結婚しないほうがいいだろう。

そのくらい、人の本質は無防備な睡眠中に顕在化《けんざいか》するのだ。

ここで私がしたいのは、「どんな時でも上品な寝方をしなさい」といった堅苦しい話ではない。

せめて寝る時くらい、王様のように堂々としたほうがいいということだ。

社会人になって自分でお金を稼ぐようになったら、せこい寝方をしなくてもいいように、寝室はベストの環境にしておくことだ。

友人と一緒に旅行に出かける際にも、できれば相部屋《あいべや》を避けるか、仮に相部屋でも十分な睡眠スペースを確保することだ。

睡眠で妥協《だきょう》したら、人生すべてが台無《だいな》しになるからだ。

もし王様のような人生を歩みたければ、まずは王様のように堂々と寝ることだ。

文字通り、ベッドは〝キングサイズ〟にしてもいいし、大の字になっても何も引っ掛からない大きさであることが大切だ。

寝る時はいつも王様気取りだと、そのうち本当に自分は王様ではないかと勘違いするようになる。

それでいいのだ。

自分は王様なのに、こんなにしょぼい仕事をしている場合ではないと気づき、より仕事ができるように成長して、今いる場所で輝くか、今いる場所を飛び出して輝くかもしれない。

自分は王様なのに、こんなにしょぼい連中と通勤電車で席取合戦をしている場合ではないと気づき、始発電車に乗って超朝型人間になって出世するか、独立して成功し通勤電車とは無縁の人生を送るかもしれない。

以上は架空《かくう》の話ではなく、すべて実話だ。

私は将来成功したかったから、成功者たちの寝方をできるだけ真似し、それを習慣にした。

成功者たちは揃いも揃って、王様のように堂々とした寝方をしていた。

そしてここが大切なのだが、将来の成功者たちも例外なく堂々と王様のように寝ていた。

少なくとも、しょぼい寝方をしていると、しょぼい人生で終わるのは間違いない。

貧乏そうな寝方をしていると、貧乏人生で終わるのは間違いない。

人は寝方によって、睡眠中にその人がどんな人生を歩むのかを刷り込んでいるとしか思えない。

あなたの寝方は、あなたの未来を決めるのだ。

Point

妥協しない睡眠が、
大いなる人生をつくっていく

10

睡眠は人生のオマケではなく、中心と考える。

余った時間で寝ようと考える人がいる。
これでは、いつまで経っても充実した人生を送ることはできない。
なぜなら、睡眠は人生のオマケではなく、中心だからである。
「はじめに、睡眠ありき」なのだ。

睡眠は最初に確保するものであって、余った時間を回すものではないのだ。

建前《たてまえ》はともかく、ありのままの現実をじっと観察していればすぐにわかるが、まともな会社では、平社員より重役のほうが勤務時間は圧倒的に短い。

現に、私はこれまでに3000人以上のエグゼクティブたちと仕事をしてきたが、経営がまともに回っている会社ほど重役の勤務時間は短かった。

たいていは、昼前に颯爽《さっそう》と退社したり、午後出社したかと思えば夕方5時前には姿を消していたりしたものだ。

もちろん社外で人に会っていることもあるが、そのほとんどがゴルフか食事だった。

ここで私は安月給《やすげっきゅう》の平社員たちが朝から晩まで忙しく働いているのに、重役連中だけろくに働かないで「けしからん！」という話をしたいのではない。

きっとエグゼクティブはさっさと仕事を終わらせて、たっぷり睡眠時間を確保しているに違いないという話をしたいのだ。

エグゼクティブは組織の舵取《かじと》りをする重責《じゅうせき》を担っているのだから、日々たっぷりと睡眠時間を確保するのは当たり前なのだ。

寝不足の頭で組織の舵取りをされたら、社員たちはたまったものではないのだ。

これは経営に限らず、政治も同じだ。

総理大臣や各都道府県知事はできるだけ仕事を減らして、睡眠時間を確保することが大切なのだ。

世界中の首脳たちの顔ぶれを見ればすぐに気づかされるが、誰もが顔の艶《つや》が良く、ピカピカに輝いているはずだ。

もちろんあれは十分な栄養と睡眠による賜物《たまもの》なのだ。

見栄《みば》えがいいだけではなく、健康状態も万全だから、重要な決断も任せてもらえるという国民へのアピールでもある。

反対に、自国の首相が超多忙な日々で、慢性の睡眠不足で目の下にクマを作っていると、国民は「この人、大丈夫かな？」と不安になる。

同時に、世界各国から「あの国の首相はしょぼい」となめられる。

忙しいということは、部下に仕事を任せられないダメリーダーの証《あかし》だからである。

いずれにせよ、**睡眠は人生の礎《いしずえ》であり、人生の中心なのだ。**

Point

しっかり寝ていない人は、重要な仕事をする資格がない

第2章

健康な身体をつくる、睡眠術

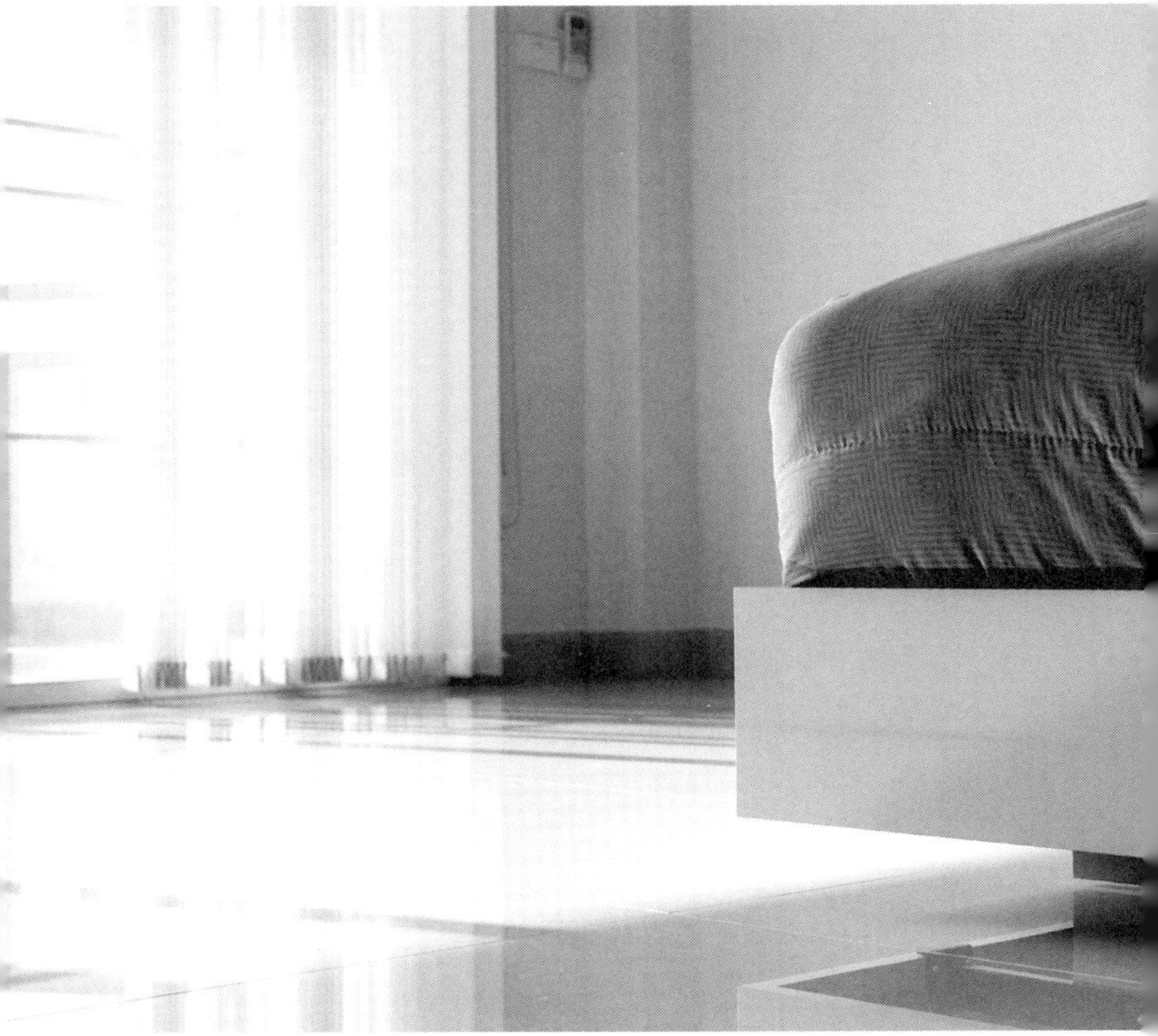

11

睡眠不足という借金は、闇金《やみきん》より利子が高い。

徹夜をしたことがある人ならわかると思うが、翌日が悲惨《ひさん》だ。

1日徹夜をすると、体調と生活のリズムを元に戻すために約1週間かかる。

それだけではなく、慢性の睡眠不足が募ると必ず寝込む時がやってくる。

中には寝込むのを通り越して、いきなり心臓を直撃して死んでしまう人もいる。

これだけは覚えておいてもらいたいが、睡眠不足という借金は闇金より利子が高いのだ。

闇金以上に、睡眠不足は人生を終焉《しゅうえん》に向かわせるのだ。

私も20代の頃は、たまに慢性の睡眠不足に陥ることもあったが、寝込むことなく何とかやってこられたのは、休日に〝睡眠の返済〟を徹底したからだ。

人間の体はどんなに寝ても〝睡眠の貯金〟はできない。

いつも６時間睡眠の人が頑張って12時間寝たからといって、一晩寝なくても大丈夫ということはない。

どれだけ寝ても、やはり時間がきたら眠くなるものだ。

それが正常なのだ。

だから、不足分は必ず休日に埋め合わせをしておかなければならないのだ。

たとえば、土日が休みの場合は、前半の土曜日を朝食抜きにするのはもちろんのこと、場合によってはランチ抜きにしてでも、〝睡眠の返済〟を優先することだ。

私が新入社員の頃には、月曜日から金曜日まで慢性の睡眠不足だった時期もあったから、土曜日は午後３時や４時まで泥のように眠ったものだ。

連続で13時間以上昏々と眠ったことになるが、これで体力はギリギリ回復した。

ギリギリ回復したものの、やはりどこか不自然で本調子ではなかった気がしたし、その日の晩の寝つきも悪かった。

ここで私が痛感《つうかん》したのは、睡眠はやはり毎日コンスタントに取るべきだということだ。

毎日コンスタントに睡眠を取らなければ、体が錆《さ》びついてくるし、人生の歯車が狂ってくる。

そのうち知恵がついてきたら、週に1回の〝睡眠の返済〟をしなくてもいいように、毎日細切れ時間に仮眠を取れるようになる。

できる人ならすでにやっていると思うが、ランチタイムにはみんなと一緒に集団ランチなどせず、独り抜け出して、空いている会議室で爆睡してもいい。

慣れれば50分は深い睡眠を確保できるから、かなりの〝睡眠の返済〟ができるというものだ。

もちろん、これでも睡眠不足というのなら、残業などせずに終業時間ちょうどに退社してさっさと家に帰って寝ることだ。

３時間のだらだら残業でやる仕事など、早朝に30分も集中すればすぐに終わるはずだ。

Point

睡眠は、毎日コンスタントに取るべきものである

12

空腹で眠ると、朝食がご褒美《ほうび》になる。

本気で健康になりたければ、真っ先にやることは寝る3時間前には食べないことだ。

たったこれだけで、健康への道が開けるだろう。

まず、寝る3時間前に食べなければ、空腹のまま眠ることができる。

空腹のまま眠ると、短時間でより深い睡眠になる。

ここで大切なのは、短時間睡眠で済むことではなく、深い睡眠を確保できることだ。

深い睡眠が確保できて、しかも短時間で済むということなのだ。

理由は簡単で、睡眠中にあなたの胃で消費するエネルギーをすべて睡眠に回せるからだ。

脳や体はひたすら睡眠にエネルギーを集中させて、あなたを心身ともに回復させていく。

携帯の電源をオフにした状態で充電すると、あっという間に満タンになるが、メールの送受信をしたりインターネットに接続したりしながら充電すると、満タンになるのに長時間かかるのと同じだ。

読者の中には、寝る３時間前の空腹に耐えられないという人もいるかもしれない。

これは極端な例だが、寝る前のラーメンやかつ丼がべらぼうに旨いことは、私もよく知っている。

晩御飯からすでに時間が経って、夜更かししてだらだら起きていると無性《むしょう》に小腹が減ってくるものだ。

ところが、ここでお腹一杯に夜食を食べたら最後だ。

もうその日はひたすら浅い睡眠が長時間続くだけで熟睡できないし、胸焼《むねや》けと胃もたれで寝起きも最悪だ。

毎日が憂鬱《ゆううつ》である上に、ブクブクと太って様々な病気に侵される体質に転がり落ちていく。

自業自得《じごうじとく》と言えばそれまでだが。

そんな人たちには、空腹のまま眠ると朝食がご褒美になることをお伝えしておきたい。

空腹のまま眠ると、体がすこぶる軽く、しかも心地良い空腹感でパチリと目が覚めるのだ。

惰性《だせい》に任せて何となく食べるのではなく、心の底から幸せを感じて朝食を味わうことができるのだ。

正直に告白すると、私もサラリーマン時代に夜食が大好きだった時期もあったが、空腹のまま眠る快感の虜《とりこ》になってからは夜食とは無縁になった。

夜食よりも、空腹のまま眠り、空腹で目が覚めた後の朝食のほうが遥かに美味しいからだ。

そして空腹のまま眠ると、深い眠りであっという間に目が覚めるからだ。

空腹のまま眠るだけで、人生すべてが好転していくのだ。

今では、どんなに食欲がそそられる夜食を勧められても、胸焼けと胃もたれのまま目覚めるあの不快感を思い出すと、即断ることができるようになった。

質の高い睡眠を確保できるなら、食欲くらいどれだけでも我慢できる。

Point

空腹のまま眠る快感に、目覚めよう

13

睡眠時間の長さは、本質ではない。

人により睡眠時間の大まかな目安はあるが、〝かくあるべし〟と頑《かたく》なに「○時間眠らなければ」と考える必要はない。

たとえば、有名人やプロスポーツ選手も利用している人が複数いる「酸素カプセル」で眠ると、通常の数分の一程度の睡眠時間で完全に疲労回復できることもある。

優れた環境であれば、それだけ短時間で熟睡できるという証拠だ。

酸素カプセルほどではなくても、寝る前の部屋の換気《かんき》をしておけば、この疑《ぎ》似《じ》体験ができるはずだ。

あるいは、体調が良ければ通常通りの睡眠時間でいいが、不調の時には通常より睡眠時間が長くなることが多いだろう。

何時間寝たから大丈夫ということはなく、「もう眠くないぞ」「早く起きたい！」と一点の曇《くも》りもなく感じながら、スカッと目覚めることが大切なのだ。

私の場合は、ちょうど7時間半後にパチリと目が覚めることが多いが、日によっては7時間で目が覚めることもあるし、８時間寝ることもある。

まあ、余程変わったことをしない限り、前後30分以内の誤差《ごさ》で落ち着くことが多い。

たとえば、夜の11時に寝るとすれば、たいていは翌朝6時半に目が覚めるわけだが、たまに6時に目が覚めたりすることもあれば、7時まで寝たりすることもあるというわけだ。

ここで大切なのは、前後30分の誤差は結構大切だということだ。

特に、その日は本来8時間眠るはずだったのに、いつも通り7時間半で起きてしまうと、どうも調子が悪いのだ。

昼間にウトウトしてくる原因は、たいていこうした30分の睡眠を削ったせいなのだ。

今の私は、いつでもどこでも好き放題昼寝ができるからいいが、サラリーマンでそうもいかない人はどうすればいいのだろうか。

解決方法は簡単だ。

最初から自分の標準睡眠時間に+30分して目覚まし時計をセットしておけばいいのだ。

こうしておけば、目覚まし時計で起きる必要はほとんどなくなるから、目覚めもすこぶるいいというわけだ。

普通に起きれば目覚ましが鳴る30分前に起きるし、場合によっては1時間前に起きることもある。

最悪の場合でも、目覚ましがちょうどドンピシャのタイミングで鳴ってくれるのだ。

もちろん、休日には目覚ましなどセットせずに、存分に眠ればいい。

睡眠は、目覚めの快適さがバロメーターだ。

あなたの目覚めが自然で快適なら、あなたの睡眠は合格だ。

Point

睡眠は、長さではなく、目覚めが大切

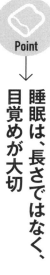

14

枕を変えると、人生が変わる。

上質な睡眠を確保するためには、あなたにピッタリの枕に出逢う必要がある。

自分に合わない枕で妥協していると、睡眠が浅いばかりでなく、寝違《ねちが》えたり腰を痛めたりする危険性もある。

否、ここだけの話、ほとんどの人は妥協した枕で甘んじているために、人生を狂わせてしまっているものだ。

本気で幸せになりたければ、本気で運命の枕を探すことだ。

運命の枕に出逢うと、誰に教わるわけでもなく、直感で「あ、これだ」とわかる。

人生のどの時期に運命の枕に出逢うのかが、あなたの人生を決めると言ってもいいだろう。

お金をかけて専門家にオーダーメイドの枕を作ってもらうと、それがそのまま即運命の枕になるかもしれない。

運命の枕は必ずしも、枕である必要はない。

座布団を二枚重ねるとドンピシャの枕代わりになるなら、それがあなたにとって運命の枕に他ならない。

あるいは、百科事典のような大型の本を何冊か重ねると、あなたにとって運命の枕になるかもしれない。

以上は、すべて私の周囲でそれらを運命の枕にしている人がいるという実例だ。

私も、自分の運命の枕に出逢ってから、人生が一変した。

あなたも運命の枕に出逢えば一瞬で理解できるが、まず眠りに入るスピードが段違いに速い。

枕の上に頭を乗せて、自分が寝るお決まりのポーズを取った瞬間、すぐに落ちてしまう。

まるで地球の中心に全身の疲れがすべて吸い取られていくような、得《え》も言われぬ快感に襲われる。

目の疲れ、首のコリ、腰の負担もぐんぐん地球の中心に吸い取られていく感覚の途中で、もうゾーンに入ってしまう。

運命の枕とは、高価な枕ではなく、あなたを一瞬で睡眠のゾーンに誘い込んでしまう枕なのだ。

ここだけの話、あなたの運命の枕で熟睡すれば、肩の凝りも腰痛も、体のほぼすべての痛みが解決されるだろう。

医者ですら診断をよく間違えるのだが、肩凝りや腰痛の原因の原因である真《しん》因《いん》は、枕にあることがほとんどなのだ。

変な枕を使っているために首の骨がおかしくなり、それが連動している肩や腰に影響を及ぼすのだ。

あるいは変な枕を使っているために、睡眠が浅くなり、万病の真因になっているのだ。

Point

あなたの、運命の枕を探そう

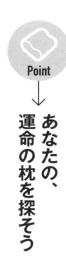

15

寝室のカーテンは、思い切り分《ぶ》厚《あつ》く新調する。

たまに寝室のカーテンとリビングのカーテンに同じものを使っている人がいる。

それであなたの睡眠に悪影響を与えなければ何も問題はないが、どうもよく眠れないというのであれば、ぜひ一度お試しいただきたいことがある。

寝室のカーテンを思い切り分厚く、遮光性《しゃこうせい》の高いものにしてみることだ。

たったこれだけで、あなたの寝室の環境が一変するだろう。

カーテンを閉めれば、もう睡眠モードに入ってしまうくらいだ。

学生でワンルームマンションに住んでいる人もこれは同様だ。

ワンルームマンションならカーテンは一つしか必要ないことも多いが、そのカーテンを思い切って寝室用の分厚くて遮光性の高いものに変えてしまうことだ。

夜になったら即カーテンを閉めてしまえば、それだけで落ち着いた雰囲気になる。

勉強したければ落ち着いた環境で没頭できるし、そのまま電気を消せばすぐに睡眠モードに突入するだろう。

おまけに、学生の独り暮らしだと、質《たち》の悪い訪問販売員があなたの部屋の明かりが点いているのを確認してやってくることがあるが、遮光性の高いカーテンを閉めていればそれも避けられる。

まあ、その場合は堂々と居留守《いるす》を使えばいいのだが、物音さえたてなければ、部屋にいても人影が外から見えないから堂々としていられる。

寝室用の分厚くて遮光性の高いカーテンを新調する理由は、他にもある。

どんなに夜中でも月明かりは結構明るいから、薄っぺらなカーテンでは光が入ってきてしまうのだ。

私たちの体というのは光にとても敏感だから、寝ている間にほんの少しでも光が体に当たると、もうそれだけで目が覚めたり、睡眠が浅くなったりするものだ。

いくら早朝は気持ちがいいと言っても、朝の4時や5時に起きていては体が持たないという人も多いだろう。

薄っぺらなカーテンでは、鶏《にわとり》の鳴き声と一緒に外の明るさも手伝って、あなたの睡眠を妨げてしまう可能性が高い。

快適な目覚めに光は最高のプレゼントだが、深い睡眠に光は大敵なのだ。

寝室というのは、あなたにとって要塞《ようさい》だ。

要塞が堅固《けんご》に築かれ、完璧に武装されているように、あなたの寝室もそうあるべきだ。

睡眠という究極に無防備な状態を、むやみにさらけ出すわけにはいかない。

ここは一つ、カーテンからこだわってみてはいかがだろう。

ちなみに私の寝室のカーテンの遮光性は半端《はんぱ》ではなく、昼間でも暗闇状態だ。

Point

「光」と「睡眠」の関係を理解しよう

16

睡眠を妨げるものは、一掃《いっそう》する。

あなたの人生がイマイチなのは、あなたの睡眠がイマイチだからである。
あなたの人生が冴えないのは、あなたの睡眠が冴えないからである。

あなたの睡眠を上質なものにする第一歩は、睡眠を妨げるものを一掃することだ。

ここは迷っている場合ではない。

あなたの人生がかかっているのだ。

たとえば、深夜テレビを見ているせいであなたの睡眠が妨げられているのであれば、そのテレビを今すぐ捨てることだ。

きっとあなたの睡眠時間はドカンと増えるに違いない。

あるいは、アパートの隣人が騒がしくて睡眠の妨げになるなら、管理人を使って黙らせることだ。

ありとあらゆるクレーム攻撃でその隣人を追い出してしまうのもいいし、あなたがグレードアップした別のマンションに引っ越して熟睡を満喫《まんきつ》するのもいいだろう。

それだけではない。

親や結婚相手が、根性論の早起き推奨者《すいしょうしゃ》で、あなたの睡眠を妨げるなら、思い切って別居して独り暮らしをしてみることだ。

少なくとも、あなたの寿命が延びることだけは間違いない。

あなたの会社が忙しくて残業をせざるを得ず、それがあなたの睡眠を妨げているのなら、朝に残業を終わらせる習慣にするか、転職を考えるのもいいだろう。

夜の残業は長時間やればやるほど仕事の中身が薄くなるばかりか、夕食も夜中になるから健康に悪く、最終的にあなたの寿命は縮まるのは間違いない。

その証拠に、日々残業の嵐である企業戦士の平均寿命は60代前半であることが多い。

激務で有名な某広告代理店の社員の平均寿命は63歳と言われており、もしこれが事実なら定年後すぐに死んでしまうということだ。

自分の人生なのだから、自分が納得できればそれでいい。

もしあなたがそんな人生はまっぴらゴメンだということであれば、勇気を持ってあなたの睡眠を妨げるものを直ちに一掃することだ。

すでに述べてきたように、あなたの睡眠を妨げる物だけでなく〝者〟も一掃することだ。

否、むしろ物より者のほうが処分できない分、質が悪い。

ここだけの話、あなたの睡眠を妨げる〝者〟というのは、あなたのストレスになる人間も含まれる。

「何となく嫌い」という人間も、間接的には、あなたの睡眠を妨げている原因になるのだ。

現在の私は睡眠を妨げる物も者も完全にゼロになった。

その結果どうなったかと言えば、人生がすべて思い通りに運ぶようになった。

運を良くしたければ、あらゆる言い訳を飲み込んで、まず妥協のない睡眠を確保することだ。

Point

しっかりした睡眠環境をつくることに、妥協してはならない

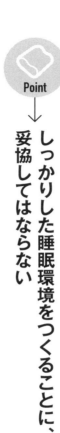

17

朝日で目覚めるのが、寝起きの頂点。

目覚まし時計で目覚めるのが最悪の目覚めなのは、あなたもおわかりだろう。比較的眠りの浅いレム睡眠中に目覚ましが鳴るならまだしも、眠りの深いノンレム睡眠中に目覚ましが鳴った時の不快さは、もはや筆舌《ひつぜつ》に尽《つ》くし難《がた》い。あの不快さを味わわないために、私は「将来成功したい」と強く思ったくらいだ。

では、自然の摂理に則《のっと》った、寝起きの頂点とはどんなものだろうか。

それは朝日で目覚める寝起きだ。

いきなり顔にグサリと朝日が射すのではなく、ジワリジワリと射すのがいい。

すると、あなたの皮膚が光に反応して全身の細胞が目覚めモードに切り替わる。

その結果、自然に目覚めるというわけだ。

いくら眠りの深いノンレム睡眠中だったとしても、光があなたを刺した瞬間にたちまちレム睡眠にスイッチが切り替わる。

そしてふわりとした自然の目覚めに、あなたは導かれるのだ。

朝日で目が覚めると、なぜかハッピーエンドで終わる夢が多い。

起きた時に憶えているのは、幸せで心地よい夢の思い出だけなのだ。

これだけで1日のスタートから絶好調になるのは間違いないだろう。

さて、寝室は遮光性の高いカーテンにしておけという話と朝日で目覚めるのがいいというのは、矛盾するのではないかと思う人もいるかもしれない。

ところが、これは何も矛盾しないのだ。

遮光性の高いカーテンでも朝日がギリギリ射し込むように、ほんの数センチだけチラリと開けておくだけで朝日は十分に射し込んでくれる。

それどころか、遮光性の高いカーテンであるがゆえに、よりわずかな光があなたを刺激する。

もう少しゆっくりと眠りたい場合は、カーテンを完全に閉じておきながら、寝室の扉を開けておくといいだろう。

すると部屋全体にゆっくりと光が差し込んできて、自然に目覚めることができる。

いずれにしても、**音ではなく、光で目覚めることが大切なのだ。**

もし、今のあなたが朝の目覚まし時計で苦しんでいるのであれば、ここは一つ朝日で目覚めるようにカーテンの開き具合を工夫してみてはいかがだろうか。

季節にもよるが、たとえば朝の6時半に起きるためにはカーテンのどの位置をどのくらい開けばいいのか、という工夫は実際にやってみると楽しい。

もちろん「明日は休みだから昼まで昏々と眠るぞ」という場合には、カーテンを完全に締め切って寝室のドアを開いておけばいい。

まあ、この場合もドアの開き具合によって、光の射し加減が変化するが。

Point

「目覚まし時計」なしの目覚めを工夫しよう

18

睡眠不足だから、老けていく。

年齢の割にどんどん老け込んでいく要因は、究極は睡眠不足に行き着く。

睡眠さえきちんと確保していれば、人は若々しくいられるものだ。

過度な喫煙や飲酒も間違いなく老ける原因ではあるが、その根っこには睡眠不足がある。

あなたの周囲の喫煙者やアル中を思い出してみよう。

たいてい不規則な生活をしており、深い睡眠が確保できていない連中ばかりではないだろうか。

喫煙者やアル中のみならず、慢性睡眠不足は老化を加速するのだ。

私の就活時代も、出逢った先輩社員を見ていて、「年齢の割に、妙に老けているな」と感じた人がいた会社は敬遠《けいえん》した。

今でも鮮明《せんめい》に覚えているが、某大手総合商社のＯＢは、まだ30歳なのに顔が土色で干からびた皮膚をしていたため、私は本能的に身の危険を察知《さっち》したものだ。

彼はイケメンで元スポーツマンだったが、過度の喫煙と連日の飲み会でもう先は長くないのは誰が見ても明らかだった。

「お前も入社したら毎日飲まされるから、覚悟しておけよ！　ガッハッハ～」のひと言が決定打になって途中辞退させてもらったが、今でもその決断は間違っていなかったとホッとしている。

今は女性のみならず男性にもアンチエイジングが流行っているから、こういう人は随分減ったとは思うが、それでも私が見ている限り睡眠不足の人は多い。

睡眠不足でどんどん老化するから、それを補うために高価なサプリメントをとったり、厚化粧をしたりしている女性が増えているように思う。

男性は髪型とファッショナブルなスーツに身を包んでいるが、近づいてみるとやはり年相応《としそうおう》だと思う。

いずれも表面上をごまかしている限りは、目尻のシワや首回りの皮膚、髪の生え際、お尻の張り具合などで年齢はモロにわかるものだ。

ここだけの話、いくら外見を飾ったところで「派手な60歳」か「普通の60歳」かの違いで、60歳は60歳に変わりはない。

本人の前では「(○歳に)見えな～い」と異口同音に周囲はお世辞《せじ》を言ってくれているだけなのに、本人はご満悦《まんえつ》でつけ上がっていくから、ますます痛々しいお年寄りになる。

翻《ひるがえ》って、あなたはどうだろうか。

40代なのに20代に見えることはないし、40代は40代として堂々と輝けばいいのだ。

奇抜《きばつ》な40代ではなく瑞々《みずみず》しい40代を目指すためには、やはり睡眠の確保がベースになる。

睡眠を削って、いくらアンチエイジングをしても、それは砂上《さじょう》の楼閣《ろうかく》に過ぎない。

熟睡に勝るアンチエイジングは、この世に存在しないのだ。

Point

睡眠不足は、他の何でも補うことはできない

19

熟睡とは、目覚まし時計なしでパチッと目が覚めること。

私はこれまでに、睡眠の大切さについてよく本に書いてきたためか、こんな質問を受けることが多い。

「熟睡の基準は何ですか？」

それは目覚まし時計なしでパチッと目が覚めることだ。

私は、もうかれこれ10年以上目覚まし時計なしの人生を送っているが、それは熟睡するためだ。

眠いと思った瞬間に寝て、そのまま自然に目が覚めるまでが私の睡眠時間だ。それがここ最近は７時間半であることが多いというだけの話で、最初から７時間半寝ようと決めているわけではない。

一応睡眠の学問的な模範解答としては、90分、つまり１時間半ごとに睡眠の１サイクル（眠りの浅いレム睡眠と眠りの深いノンレム睡眠の１周期）があるということだが、それでいくと、７・５時間＝１・５時間×５だから、５サイクルしていることになる。

昔は９時間後にパチッと目が覚めることが多かったから、９時間＝１・５時間×６ということで６サイクルしていたということになる。

ただ、これはあくまでも一つの目安に過ぎず、個人により、あるいは体調によって頻繁にずれるから自分の体に従うことだ。

サラリーマンで会社に勤めている人は、目覚まし時計を使わないのは現実的ではないと思うかもしれない。

だが、目覚まし時計を使わない方法は簡単だ。

とにかく早く寝ればいいのだ。

目覚まし時計が鳴る前に必ず起きてしまうくらいに、早寝してしまえば即解決する。

こう言うと必ず「それができないから苦労しているのだ！」と突然興奮する人が登場する。

しかしそれは、その人の人生そのものが間違っているのだ。

自分が不幸な人生を選んでおきながら、自分でその不幸な人生を命がけで守ろうとしているだけなのだ。

本当は別の生き方で幸せになれるのに、今いる場所に必死でしがみついているから、いつまで経っても目覚まし時計に叩き起こされる惨《みじ》めな人生しか送れないのだ。

あなたが幸せな人生を送っているか否かのリトマス紙になるのは、目覚まし時計に頼らないで生きているか否か、である。

そのためには、何が何でも早寝を習慣化するか、いくら寝ていても誰からも文句を言われない立場になるまで成功することだ。
それができないのであれば、熟睡とは無縁の人生に甘んじるしかない。

Point

目覚まし時計が鳴る前に起きることができる環境を整えよう

20

睡眠中こそ、頭と体が進化している。

あなたがもし犬や猫などのペットを飼っているのであれば、一度よく観察してもらいたい。

犬や猫は体調が悪いと、ひたすら寝ていないだろうか。

ペットを飼っていないという人も、テレビやインターネットの動画で、野生の動物は体調が悪い時にどうしているのかを一度よく見てみるといい。

やはり、ひたすら寝ているはずだ。

つまり動物は誰に教わるわけでもなく、寝るという行為が体を癒《いや》す最善の方

郵便はがき

料金受取人払郵便

日本橋局
承認

9449

差出有効期間
平成30年3月
21日まで

切手をお貼りになる
必要はございません。

103-8790

953

中央区日本橋小伝馬町15-18
常和小伝馬町ビル9階
総合法令出版株式会社 行

本書のご購入、ご愛読ありがとうございました。
今後の出版企画の参考とさせていただきますので、ぜひご意見をお聞かせください。

フリガナ お名前	性別 男・女	年齢 歳
ご住所 〒 TEL ( )		
ご職業	1.学生 2.会社員・公務員 3.会社・団体役員 4.教員 5.自営業 6.主婦 7.無職 8.その他( )	

メールアドレスを記載下さった方から、毎月5名様に書籍1冊プレゼント!

新刊やイベントの情報などをお知らせする場合に使用させていただきます。

※書籍プレゼントご希望の方は、下記にメールアドレスと希望ジャンルをご記入ください。書籍へのご応募は1度限り、発送にはお時間をいただく場合がございます。結果は発送をもってかえさせていただきます。

希望ジャンル：☑自己啓発 ☑ビジネス ☑スピリチュアル

E-MAILアドレス ※携帯電話のメールアドレスには対応しておりません。

お買い求めいただいた本のタイトル

■お買い求めいただいた書店名

（　　　　　　　　　　）市区町村（　　　　　　　　　　）書店

■この本を最初に何でお知りになりましたか

□ 書店で実物を見て　□ 雑誌で見て（雑誌名　　　　　　　　　）
□ 新聞で見て（　　　　　　新聞）　□ 家族や友人にすすめられて
総合法令出版の（□ HP、□ Facebook、□ twitter）を見て
□ その他（　　　　　　　　　　　　　　　　　　　）

■お買い求めいただいた動機は何ですか（複数回答も可）

□ この著者の作品が好きだから　□ 興味のあるテーマだったから
□ タイトルに惹かれて　□ 表紙に惹かれて　□ 帯の文章に惹かれて
□ その他（　　　　　　　　　　　　　　　　　　　）

■この本について感想をお聞かせください

（表紙・本文デザイン、タイトル、価格、内容など）

（掲載される場合のペンネーム：　　　　　　　　　）

■最近、お読みになった本で面白かったものは何ですか？

■最近気になっているテーマ・著者、ご意見があればお書きください

ご協力ありがとうございました。いただいたご感想を匿名で広告等に掲載させていただくことがございます。匿名での使用も希望されない場合はチェックをお願いします☐
いただいた情報を、上記の小社の目的以外に使用することはありません。

法だと本能的に知っているのだ。

別に体調が悪いわけではなくても、睡眠というのは頭と体を常に進化させる行為なのだ。

もちろん、我々人間もこれは同じである。

人間も病気になったらひたすら寝ることが大切だし、明日への活力を漲らせるためには、やはりよく寝る以外に方法はない。

あるいは頭が良くなりたいという人も、まず寝なければお話にならない。

「いつまでも寝てばかりいないで勉強しなさい！」というのは、実は間違っている。

もし本当に勉強ができるようになりたければ、「もうこれ以上は眠れない」と感じるまでひたすら寝まくって、余った時間で勉強するくらいでちょうどいいのだ（もちろん起きている時間にまったく勉強しなければ、勉強は永遠にできるようにはならない）。

あなたが眠れば眠るほどに、記憶は定着していくし、あなたの頭は良くなっていくのだ。

スポーツの世界でもこれは同じで、睡眠不足では絶対にパフォーマンスは向上しない。

まず、身体の傷は主に睡眠中に治癒《ちゆ》されていく。

たまに、手術をしたり薬を塗ったり飲んだりしたから傷が癒えたと思っている人もいるが、それは完全に間違いだ。

手術や薬はあくまでも補助に過ぎず、傷口を塞いで傷を癒してくれたのは、あくまでもあなたの身体なのだ。

「自然治癒力」という言葉があるが、それも間違いで、この世に「人工治癒力」など存在しないのだから、治癒力はすべて自然治癒力だと決まっている。

身体の進化もさることながら、スポーツのパフォーマンスを上げるということは、まさに勉強と同じで、自分の脳にどうやって体を動かすのがベストなのかをインプットさせていく刷り込み作業だ。

身体を動かすためには脳から指令を出さなければならず、やはり睡眠によって脳を進化させることが不可欠になる。

本書の読者には頑張り屋さんが多いと思うが、だからこそ睡眠の大切さを忘れて欲しくない。

頑張るのは悪いことではないが、睡眠が不足していたらその頑張りは絶対に報われない。

睡眠を疎《おろそ》かにする人は、そもそも頑張る資格すらないのだ。

Point

睡眠を疎かにすると、せっかくの努力が報われなくなる

第3章

良質な睡眠が、仕事のパフォーマンスを劇的にアップさせる

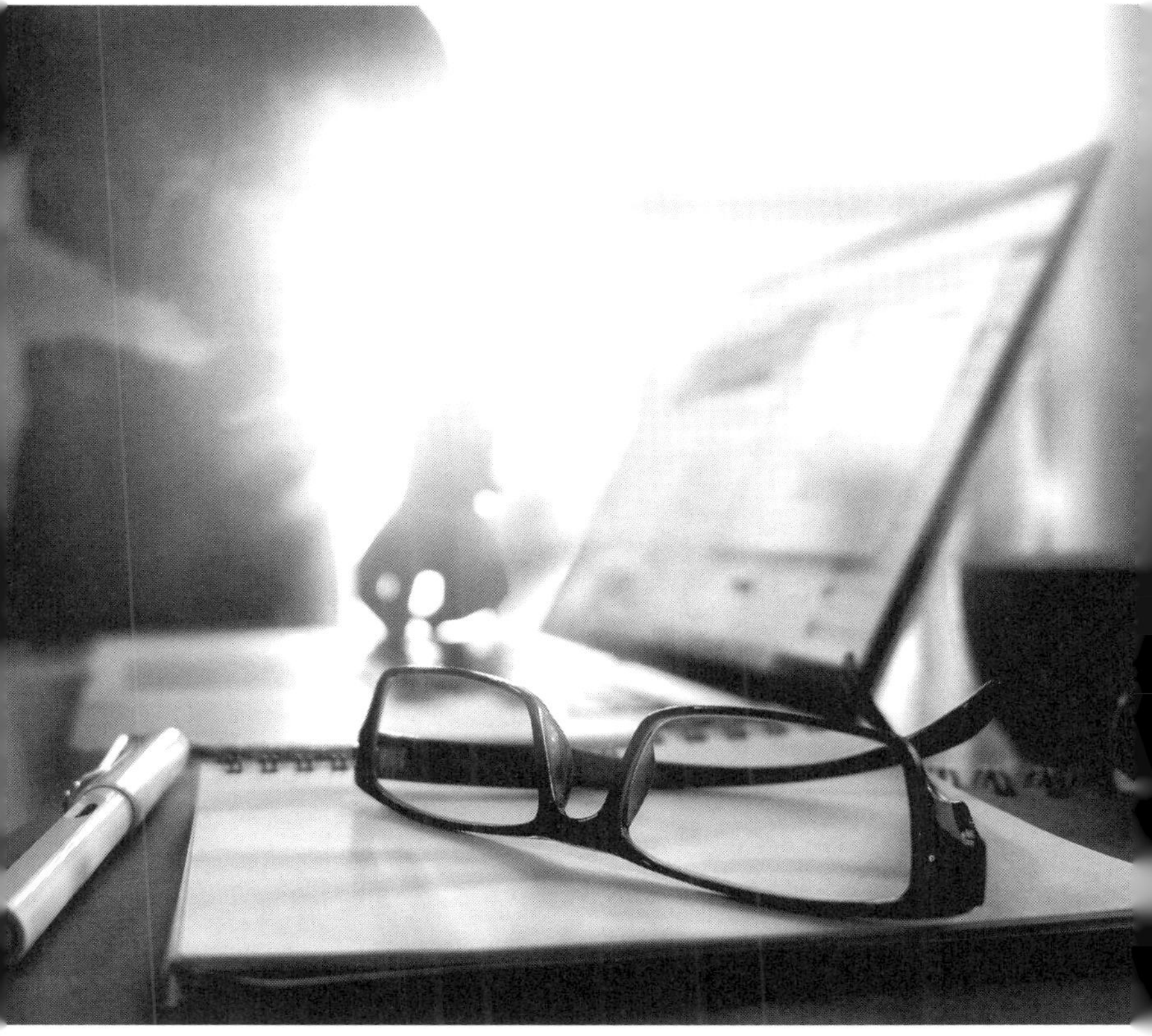

21

長期的な成功者に、慢性睡眠不足の人はいない。

これまでに数多くの成功者たちと一緒に仕事をさせてもらってきたが、中でも長期的な成功者に私は注目した。

なぜなら、私自身が長期的な成功者に憧れていたからである。

長期的な成功者に見られた共通点は、常軌《じょうき》を逸《いっ》するほどに睡眠を重んじていたということだ。

私がこうして睡眠の本まで書けるようになったのも、彼らから睡眠の大切さをこれでもかというほど刷り込まれ、自分でも実践し、習慣化したからだ。

成功者の中には、寝る間も惜しんで働いてばかりいた人も数多かったが、残念ながら長期的ではなく、短期的な成功で全員幕を閉じている。

中には、過労で亡くなってしまった人も複数いる。

長期的成功者によく見られたのは、懇親会《こんしんかい》やパーティーにおいて、たいてい夜8時前にはいなくなってしまうという行動特性だった。

中でも、一代で東証一部上場企業を創業した某成功者は、自分主催のパーティーでさえも、毎回きっかり夜8時になったらお客様を残してさっさと帰ってしまったものだ。

自分の誕生パーティーでも、時間きっかりに行方不明になる成功者もいた。

ここまでくると「あの人なら仕方がない」「これはこれで個性だよね」といった確固《かっこ》たるブランドが構築できているのだ。

私は彼らと親しくなって、彼らの機嫌《きげん》のいい時を見計《みはか》らって「どうして途中で行方不明になっても許されるのか」と何度か聞いてみたことがある。

すると、彼らはニッコリ笑いながら異口同音にこう教えてくれたものだ。

「こんな自分を許してくれる人たちだけと付き合えばいい。

もうこれ以上人気者になりたいとは思わない」

20代だった私は「これだ！」と直感し、飲み会は必ず1次会で行方不明になるようにした。

1次会はどんなに遅くてもたいてい夜9時には終わるから、睡眠にはギリギリ影響しない。

支払いの際にダントツNo.1のスピードで百円単位を切り上げて多めにお金を払い、「ちょっとお手洗いに行きたいからこれでよろしく！　お釣りはいいから」とだけ幹事に伝えて、そのまま振り返らずに堂々と帰った。

あるいは、1次会にもかかわらず夜遅くまで長引きそうになったら、ダミーの鞄をそのまま置いてお手洗いに行くふりをして、そのまま何事もなかったように手ぶらで帰った。

これはほんの一例だが、あなたも一度やってみれば人生観が一変するだろう。

勇気を持ってダラダラ&ズルズルを断ち切る人が、慢性睡眠不足から脱出できるのだ。

Point

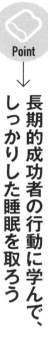

長期的成功者の行動に学んで、しっかりした睡眠を取ろう

22

集中力が途切れる前に、まめに休む。

スポーツの試合を見ていればすぐにわかるが、選手はまめに水分を補給している。

あれは、体が水分を要求してから水を飲んでいては遅いからだ。

水は喉が渇《かわ》く前に飲まなければならず、まめに一口ずつ水分を補給しているというわけだ。

これは休憩も同じだ。

あなたは休憩時間が長いほうだろうか、短いほうだろうか。

休憩時間が長い人は、仕事ができない人が多い。

まとめて長時間ドカンと休むと、仕事を再開してもなかなか集中できず、再び軌道《きどう》に乗るまで膨大な時間を要する。


休憩時間はドカンと一度に取るのではなく、少しずつマメに取るのだ。周囲からは、休まずにずっと働き続けているように見えるくらいがちょうどいい。


私はサラリーマン時代から、身近でダントツに仕事ができる人たちをよく観察してきたが、休まずにぶっ通しで働いているように見えた。

ところが、彼らをよく見るとマメに休んでいたのだ。

どのように休んでいるかと言えば、パソコンで仕事をしながら首のストレッチをしていたり、たまに立ち上がってお手洗いに行く際に伸びをしたりしていた。

あるいは、他の単純作業の仕事を間に挟んで、休憩代わりにしていた。

たとえば、出張精算の処理を数分間やることによって、気分転換をするというように。

これに対して、その他大勢のサラリーマンたちは、休憩時間になるや否や喜々としてドッと群がり、ギリギリ一杯まで休んで午後からウトウトしていたものだ。

午後からウトウトしていると、もはや仕事にならないから、必然的に残業をやらざるを得ない。

会社からは無能なのに残業代まで請求をする図々《ずうずう》しい連中と評価されるから、当然の如《ごと》く出世とは無縁の人生になる。

マメに休んで黙々と成すべきことを成している有能な人たちは、終業時間前に未来の種蒔《たねま》きまで終えて帰っていく。

ほとんどのサラリーマンは知らないと思うが、終業時間に帰るといいことがたくさんあるのだ。

まず、帰りの電車がガラガラに空いているから優雅に座ることができる。

次に、早く家に到着するから本や映画を堪能《たんのう》した上で、睡眠時間もたっぷり確保することができる。

最後に、同じく終業時間通りに帰る部長以上の役職者と帰りが一緒になることもあるから、人脈が変わる。

現在の私は執筆が主な仕事だが、「もうすぐ目が疲れてくるな」と感じたらすぐにパソコンのスクリーンから目の前の窓の外の絶景に視線を移し、数秒ほど眼球運動をする。

たったこれだけのことで随分目を休めることができるものだ。

事前に休んでおくことによって、仕事の集中力を無理なく継続させることができるのだ。

Point

休み方を工夫することで、パフォーマンスは大きく変わる

23

睡眠不足の人は、話が長い。

睡眠不足だと、人は粘着質《ねんちゃくしつ》になって話が長くなる。
もしあなたの会社で会議の主催者が睡眠不足だとすれば、その会議は必ず長引くだろう。

なぜ睡眠不足だと話が長くなるのか。
それは頭が悪くなるからである。

頭が悪くなるということは、頭の回転が鈍くなるということだ。
睡眠不足によって脳がエンストを起こしているから、話を進めるのに途轍もなく時間がかかる。

だから睡眠不足の人は同じ話を延々と繰り返したり、話があちこちに飛んでしまったりして、自分でも何を話しているのかわからなくなってしまうのだ。

自分で自分の話していることがわからないのだから、相手にその話がわかるわけがない。

相手の反応が鈍くなってくると、「お前、ちゃんと俺の話を聞いているのか！」とキレ始める。

そして「俺は疲れているのに、何度説明させるつもりだ！」と、また最初から説明が始まる。

いかがだろうか。

話が長くなる人のカラクリが、よく理解できたのではないだろうか。

さて、ここで大切なことは、他人を笑うことではない。

もしかしたら、あなた自身が他人から「話の長い人」と笑われているかもしれないのだ。

話の長い人は、同僚から嫌われる。

話の長い人は、後輩や部下からも嫌われる。

話の長い人は、先輩や上司からも嫌われる。

話の長い人は、お客様からも嫌われる。

話の長い人は、恋人からも嫌われる。

話の長い人は、子どもからも嫌われる。

なぜなら人は、自分の話を聞いてもらうのは大好きだけれど、他人の話を聞かされるのが大嫌いな生き物だからである。

もしあなたが本気で成功したければ、他人に話を聞いてもらう側ではなく、他人の話を聞いてあげる側にならなければならない。

他人の話を聞いてもらう側は睡眠不足の人であり、他人の話を聞いてあげる側は熟睡している人だ。

最終的には前者は後者に抜かれて、収入も社会的地位も圧倒的な格差が開いていくものだ。

相手から「もうそろそろ……」と頻繁に言われるようなら、あなたは話が長い可能性が高い。

ここは一つ、熟睡することによって話を短くし、できるだけ聞く側に回ることだ。

寝不足同士の関係は甘酒の如くネットリしており、快眠同士の関係は水の如く淡いのだ。

Point

人間関係が上手くいかなくなったら、睡眠を見直そう

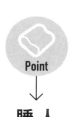

24

ケアレスミスが多いのは、睡眠不足だから。

コンサル時代に、顧問先でケアレスミスが目立つ人の分析をしたことがある。

一度や二度のケアレスミスではなく、桁違《けたちが》いにミスが多い人間の観察をしたのだ。

彼らと面談を重ねるうちに、次第にこんな共通点が浮き彫りになってきた。

それは、睡眠不足だということだ。

最初のうちは「ろくに寝ていない」とつまらない言い訳をしていると思っていたが、そうではなく、**生活態度がだらしないために本当に睡眠不足だった**

のだ。

１００％本人たちの責任であるのはもちろんだが、私はこの事実から、睡眠不足というのはありとあらゆる場面で迷惑をかけるということを痛感した。

この事実が判明して以来、私は彼らに、生活態度を大幅に改めてよく寝るように指導したのは言うまでもない。

リストラされるのではないかと怯えた彼らに、私がこっそり伝えたことは、「いつもより1時間だけ早く寝るようにしてください」という、わずか5秒のアドバイスだけだった。

中には、家族の世話が大変でそれどころではない人もいたから、そんな人には「ランチは30分以内に終わらせて、残りはデスクでうつ伏せになって昼寝してください」と伝えた。

顧問先の社長や上司の中には「彼らのケアレスミスを減らすために、何かとっておきのテクニックを伝授してくれると思ったのに、よく休めとは何事だ！」と烈火《れっか》の如く怒ってくる人もいた。

だが数日もすれば、彼らはまるで別人のようにケアレスミスを激減させたものだ。

そういえば、私も生来のおっちょこちょいだったから、学生時代はよくケアレスミスをしたものだが、**熟睡人生を謳歌《おうか》するようになってから、ケアレスミスが激減した。**

それどころか、サラリーマン時代は部下のケアレスミスが気になって仕方がなかったくらいだ。

今では、本来著者の仕事でもないのに、原稿の最終チェックでケアレスミスをよく見つける。

これらの理由はハッキリしている。

サラリーマン時代も、現在も、きっと仕事で関わるメンバーの中で、私がダントツ充実した睡眠を獲得しているからだろう。

ひょっとしたら、本書の読者の中にもケアレスミスが多い人もいるかもしれない。

もし将来出世したいのであれば、ケアレスミスをしているようでは絶望的だ。

なぜなら、人の上に立つということは、下の人間がケアレスミスをやらかさないように管理していくのが仕事だからである。

自分がケアレスミスをやらかしているようでは、お話にならないのだ。

あなたも本気でケアレスミスをなくしたければ、よく眠ることだ。

よく眠ると脳が細かい部分にまで注意を払えるようになるだけでなく、精神的にも落ち着いて物事に取り組むことができるようになるのだ。

Point

よく眠り、ミスを起こさないようにしよう

25

新天地では、まず昼寝するための隠れ家を発掘する。

もしかしたら、まだ広くは認知されていないかもしれないから、あまり大きな声では言えないことがある。

新天地では、まず昼寝するための隠れ家を発掘するということだ。

今は昼寝タイムが設けられている学校や会社も登場したから、これからは認知されていくかもしれない。

私は20世紀の終わりからこれを実行し、そして習慣化してきた。

もちろん、会社の先輩や上司には口が裂けても言えなかったが、少しでも眠くなったらあれこれ理由をつけて隠れ家でグウグウ寝ていたものだ。

隠れ家なんて、その気になればいくらでも見つけられるものだ。

外回りの営業であれば、車や電車は最高の寝室だし、堂々と昼寝ができそうな喫茶店なども見つけられるだろう。

もし内勤の事務職であれば、ランチは単独行動するようにしてさっさと済ませてしまい、社内で開かずの間になっている会議室や、誰も入ってこないと確信できるフロアのトイレの個室で熟睡できる。

以上はほんの一例だが、私の先輩には昼間から堂々とサウナで熟睡している豪傑《ごうけつ》もいた。

そして彼は、部署トップの成績の常連《じょうれん》だった。

20代の頃の私は、一人だけ異様に元気で艶々《つやつや》の顔をしていたから、「お前、元気だなぁ〜」とやつれ果てた先輩たちによくからかわれた。

女性スタッフからも、「千田君、何を食べたらそんなに元気になるの？」と真顔でよく聞かれたものだ。

さすがの私も、「隠れ家でいつも寝ているからですよ！」とは言えなかったから、「そうですか？」と適当にかわしていた。

独立後に久しぶりに会った女性スタッフの一人とお茶をした際にも、真っ先に質問されたのは元気の秘訣だった。

私はもう時効だなと思い、正直にいつも隠れ家で昼寝したことを告白した。

私は怒られるかと冷や冷やしていたが、彼女の反応は私の予想とは違ったものだった。

彼女は大きな目をキラキラ輝かせながら、まるで手品の種明かしをしてもらったような表情で小さくこう叫んだ。

「へぇ～、そうやったんやー。私もやればよかったぁ」

彼女は現在結婚し、当時の会社はとっくに辞めて新天地でパート社員として働いている。

きっと私のアドバイスを聞いた彼女は、すぐに隠れ家を発掘してグウグウ寝ているに違いない。
もともと仕事ができる女性だから、ますます活躍していることだろう。

Point

いい「隠れ家」を持っている人は、いつも元気で活躍できる

26

「最近寝ていない」という口癖は、低能の証。

未だに「最近寝ていない」が口癖のオッサンやオバサンがいる。

「最近寝ていない」はそのまま低能の証だから、本当に寝ていなくても口にしないほうがいい。

「最近寝ていない」と口にするたびに、その人の人生は負のスパイラルに巻き込まれていくからだ。

まず「最近寝ていない」と聞いた一流の人は、「こんな三流の人と付き合ってはいけないな」と察知して絶縁するだろう。

なぜなら、**一流の世界では誰もが睡眠を存分に堪能しており、睡眠時間が確保できないのは、他人に仕事を任せることができない無能の証だからである。**

会社の経営者でも睡眠不足の人は、資金繰りに必死で倒産秒読み態勢の人ばかりだ。

次に「最近寝ていない」と口にすると、本当はそれほど疲れていなくてもあなたは全身が気怠《けだる》くなってくる。

「寝不足」という言葉をあなたが発したら、その声を最も身近で聴いたあなたの鼓膜《こまく》がキャッチして、そのままダイレクトに脳に伝える。

脳は善悪の区別はつかず、ただイメージ通りに体を反応させるだけだから、あなたの意思とは関係なく「寝不足」の状態を瞬時に創り上げてしまうのだ。

以上の理由から、「最近寝ていない」と口にするたびに、あなたから人とお金が一目散《いちもくさん》に去ってしまうのだ。

万一本当に最近寝ていなかったとしても、いちいち「最近寝ていない」と口に出さないことだ。

口に出して言わないだけで、最悪の状況だけは避けられる。

そういえば、昔、不祥事をやらかした大企業の社長が寝ていないことをアピールしてしまったが、その瞬間にますます運気を落として再起不能になってしまった。

もしあの時、別の謝罪の仕方をしていたら、確実に別の結果が出たに違いない。

今さら何を言っても無駄だが。

ここで大切なことは、他人事ではなく、あなた自身のことである。

あなたがもし本当に寝不足になったら、ついマイナスの言葉を発することだけはやめておくことだ。

意識してでもプラスの言葉を発し続けていたほうが、いい結果を招くからだ。

「大丈夫」「これで今夜はたっぷり眠れるぞ～」といった元気の出るプラスの言葉を発することによって、いい意味であなたの脳を騙《だま》していくことだ。

プラスの言葉を発していれば周囲からも応援されやすいから、結果として人もお金も集まって来やすくなり、運気が上昇するというわけだ。

Point

「睡眠不足」は、「大いなるマイナス」であることを、しっかりと認識しよう

27

出張の際は、お気に入りの睡眠グッズを忘れない。

いつでもどこでも寝られるというのは、一見男らしくてカッコ良く聞こえる。

だが、そんな言葉に騙されて、しっかり眠ることができる環境を整えられずに、あなたの睡眠が削られるのは、もったいない話だ。

出張の際に忘れてはならないのは、あなたのお気に入りの睡眠グッズだ。

私はコンサル時代に、同業のコンサルタントの本を読んでいたらアイマスクが紹介されていたため、すぐに購入してみた。

飛行機や新幹線でアイマスクを装着して寝てみたところ、驚くべき効果があった。

同じ睡眠時間でも、眠りの深さがまるで違うのだ。

人はいくら目を閉じていても、まぶたを通して大量の光が入ってくるものだ。だからいくら寝ていても、眠りが浅くなってしまうのだ。しかしアイマスクを装着することにより、一瞬で暗闇に身を置くことが可能になる。

遮光性の高いカーテンの環境を、飛行機や新幹線の中でも創出できるというわけだ。

宿泊先のホテルでは、ひょっとしたら騒音が気になって眠れないかもしれない。

隣の部屋の場合は、フロントに電話をかけて黙らせることができるが、外を走る車の音や工事の騒音はもはや避けられない。

そこで耳栓が効力を発揮する。

耳栓は小さくて荷物にもならないから、お手軽に持ち運びできるのもありがたい。

枕に関しては、なかなか持ち運びができないだろうから、高さが合わなければフロントに相談してみるのもいいだろう。

小さな枕や追加の枕はいくらでもあるだろうし、部屋にあるクッションがそのまま枕代わりになるかもしれない。

また、私はコンサル時代に講演する機会が多かったので、睡眠中に喉を大切にしなければならなかった。

部屋に加湿器があればそれを利用したが、すべてのホテルに必ずしも常備されているとは限らない。

だから私は、よくマスクを装着して寝たものだ。

今はマスクもバリエーションが様々あって、アロマで心地良い眠りに誘《いざな》われるものまである。

マスクを装着して寝ると、加湿器以上の効果があり、喉は朝でも潤ったままだ。

思い返してみれば、一流のコンサルタントほど睡眠グッズにこだわっていたものだ。

コンサルタントは何よりも自分自身が商品だから、やはり自分の体をできる限り労《いたわ》っていたのだろう。

コンサルタントは売れっ子になればなるほど病気を滅多《めった》にしなかったのは、きっと彼らが睡眠で妥協しなかったからだと今になって思う。

Point

どんな環境においても、しっかり寝られる工夫をしよう

28

睡眠を削って頑張らなければならないことは、あなたに向いていない。

よく、寝る間も惜しんで頑張る人がいるが、あれだけはやめたほうがいい。

むしろ、頑張る間を惜しんで寝ることだ。

少なくとも、私がこれまで出逢ってきた長期的な成功者たちはそうしていた。

そもそも睡眠を削って頑張らなければならないことは、あなたに向いていない証拠だ。

誤解してはいけないが、頑張るのがいけないわけではない。

睡眠時間よりも、頑張ることを優先してしまうのがいけないのだ。

率直に申し上げて、頑張らなければならないということは、普段頑張っていないからだ。

正確には、普段から意識して頑張っているようでは、もうダメだと思う。

自分としては時間を忘れて淡々と没頭しているだけなのに、傍《はた》から見たら頑張っているように見えてしまうのが正しい頑張り方だ。

そういう意味では、私は社会に出てから頑張った記憶がない。

私は新入社員の頃から、いかに頑張らなくても成果を出せるかだけを考えて生きてきたから、つい頑張っている自分に気づくと「いかん、いかん」と深く反省して、すぐに頑張るのを中止した。

最初の保険会社では、入社２年目には週休５日にすることに成功した。

これは週休５日にしても、誰からも文句を言われない環境を構築したということだ。

コンサル会社への転職の面接でも、私のふとしたひと言からこの週休5日のことを追究されてしまい、「これはさすがに落ちたな。脱サラして塾でもやるか」とその場で覚悟を決めたくらいだ。

ところが意外なことに、それまでずっと腕を組んで居眠りしていた一人の面接官が突然ムクッと起きて、「へぇ〜、やるなぁ。面白いからもっと詳しく教えてー」と言われて話が盛り上がった。

結果として「そういう画期的な考え方はコンサルに向いている」と評価されて、奇跡的に内定をもらったのだ。

入社してから気づかされたのは、その時の面接官は社内屈指の天才肌のコンサルタントで、周囲から（様々な意味で）一目置かれていた。

コンサルタントというのは、「いかに限られた経営資源で最高のパフォーマンスを発揮できるか」を考え続ける仕事だ。

確かに私は頼まれなくてもついそういうことを考えてしまうし、すぐに答えがわかる。

入社したコンサル会社でも、瞬《またた》く間《ま》に年休300日以上の環境を構築できた。

顧問先には**「絶対に頑張ってはいけません。頑張らなくてもいいように、頑張りましょう」**と口を酸っぱくして説き続け、楽勝できる仕組みを提案させてもらった。

実際に、多くの顧問先の社員たちの睡眠時間を増やせたことが、今の私の誇りになっている。

睡眠時間を増やしたほうが、間違いなく会社の業績も上がるのだ。

Point

睡眠よりも、頑張ることを優先してはいけない

29

睡眠不足は、実力不足。

結局、睡眠不足とは実力不足なのだ。

その理由は二つある。

まず、睡眠不足ではこれまでの準備が水泡《すいほう》に帰《き》すということだ。

「昨夜緊張してよく眠れなかった」

「まだ疲れが残っている」

これらは言い訳の達人の負けた際の常套句《じょうとうく》となっているが、いざとなった時に眠れないというのは実力不足も甚《はなは》だしいのだ。

自分はいざとなった時に眠れないということくらい、すでに知っているはずだ。

つまり、事前にその対策を練っていない時点で準備不足ということだ。

仕事に限らず、勉強でもスポーツでもあらゆる分野において、本番前も普段通りよく眠るというのは、プロとして当たり前の準備なのだ。

本番前に熟睡できないのなら、それ以外の準備をしても意味がないのだ。

次に、**わざわざ睡眠を削ってまで努力しなければならないということは、もともと才能が不足している**ということだ。

たとえば、本当に受験勉強ができる人間は、たっぷりと睡眠時間を確保しながら楽々合格するはずだ。

変なプライドを持っておらず、さらに先の勉強も楽しみながら淡々とこなしていく。

ところが本来受験勉強に向いていない人間は、睡眠時間を削ってでも猛烈に勉強をしようとして、しかも不合格になる。

そして何年も睡眠時間を削りながら心身ともにボロボロになってようやく合

格するから、性格も歪み、プライドも異様に高い。

合格後に本番の勉強がスタートするが、もはや気力も体力も伸びきったゴムのようにヘトヘトになっている。

受験勉強に限らず、仕事でもスポーツでも芸術でも、これはすべてに当てはまる。

あなたは、**睡眠時間を削らなければならない分野で勝負してはならない。**

睡眠時間を削り続けると、必ず疲労が溜まる。

疲労が溜まり続けると、いずれ病気になる。

病気を繰り返しているうちに、寿命が縮まって死を早めてしまう。

なぜこうなるかと言えば、自然の摂理に反したことをやっていたからだ。

睡眠を削るということは、自然の摂理に反する行為なのだ。

自然の摂理で考えれば、睡眠を削ってまで勝っても、それは勝ったことにはならないのだ。

人間如きが決めた勝敗ではなく、自然の摂理の判決がその後の人生で必ず下されるのだ。

Point

睡眠を削るということは、自然の摂理に反することだと肝に銘じよう

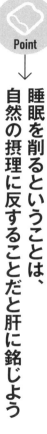

30

これからの職場は、昼寝スペースが常識になる。

職場に昼寝スペースが完備されている会社が、日本でもチラホラ出てきた。世界的な先進企業ではさほど珍しいことではなくなったが、素晴らしい時代の流れだと思う。

実は、私がコンサル業界に転職した十数年前、すでに会社には昼寝スペースがあった。

実際にそこで昼寝している社員はほとんど見かけなかったが、こぢんまりした畳部屋で簡単な枕と布団も用意されていた。

ここで大切なことは、社内に畳部屋が用意されていたという事実だ。

そこで寝ようが寝まいが、畳部屋があったおかげで、暗黙のうちに昼寝が社内公認となっていたのだ。

あなたも昼寝したことがあればわかると思うが、スカッとした頭でどんな仕事もエネルギッシュに取り組めるはずだ。

全国の経営者には、ぜひ一度真剣にこの「昼寝スペース」の設置をご検討いただきたい。

ランチ後に睡魔に襲われて、フラフラしながら４時間踏ん張られるよりも、30分でも昼寝をしてもらって、３時間半仕事に集中してもらったほうが断然効率がいいはずだ。

私はこれまでに、ランチ後に頭をコックリ、コックリさせながらブラックコーヒーを必死に流し込んでいるＯＬを大勢見てきたが、どう考えても彼女たちがまともに仕事をしているようには見えなかった。

よく見ると、さっきから1時間くらいずっと仕事が進んでいないということが、珍しくなかった。

さらによく見ると、弥勒菩薩《みろくぼさつ》のようにわずかに目を開きながら熟睡していらっしゃるお局様《つぼねさま》もよくお見かけした。

もし彼女たちに30分だけでも昼寝をさせてあげたら、かなり仕事がはかどって、直接的にも間接的にも会社の業績に好影響を与えたのではないかと思う。

いきなり昼寝スペースを設置するのは躊躇《ちゅうちょ》してしまう社長なら、手始めに、眠くなったらデスクの上でうつ伏せになって堂々と寝てもいいという社風にするのもいいだろう。

仮眠は最長30分というようにルールを決めて、その間には電話も取り次がずに睡眠に没頭させてあげることだ。

その代わり、目が覚めたら電話番をしてもらうとか、率先してコピー取りの雑用をしてもらうなど見返りを求めるのもいいだろう。

以上はあくまでも一例に過ぎないが、要は本気になればやれないことなどないということだ。

どうして居眠りに罪悪感を抱くかと言えば、本当はみんな眠いのに我慢しているからだ。

「私だって眠いのに我慢している。あなただけ快適に眠るのは卑怯だ！」という発想だ。

これは他人に我慢を強要するという20世紀型の古い発想であり、自然の摂理に反する。

21世紀型の発想は、「自分がされて嫌なことは、他人にしない」という原点回帰なのだ。

Point

昼寝に罪悪感を抱く必要は、まったくない

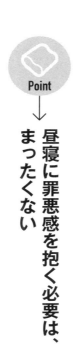

第4章

充実した睡眠こそ、有意義な人生を送るための根幹

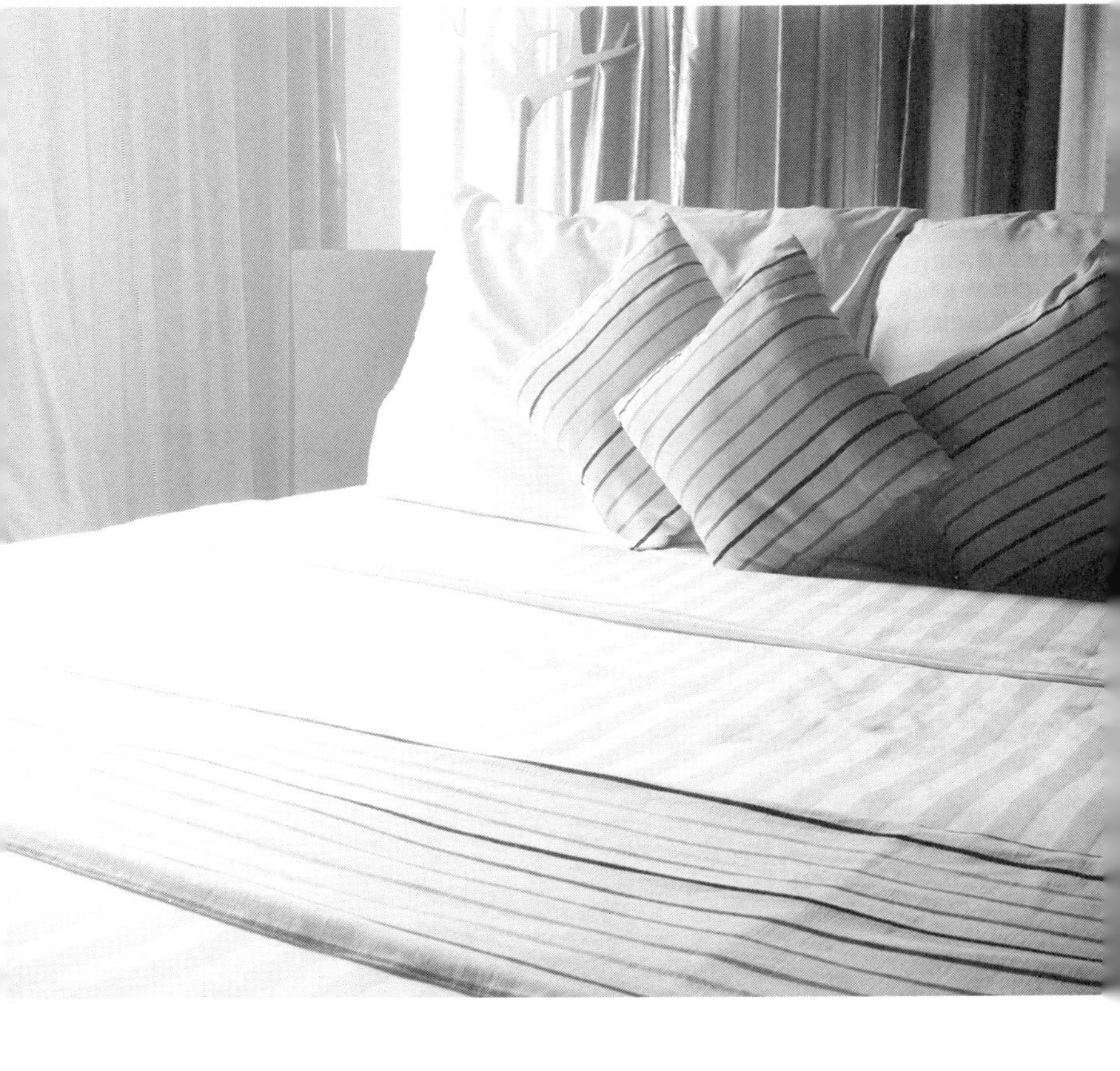

31

本気で人生を変えたければ、目覚まし時計を処分する。

あなたがこれから本気で人生を変えたければ、たった一つのことをすればいい。

目覚まし時計を処分することだ。

目覚まし時計を処分すると寝過ごして遅刻が続き、あなたは会社をクビになるかもしれない。

それでいいのだ。

だから私は〝本気で人生を変えたければ〟とわざわざ強調したのだ。

会社をクビになると、人生が終わると思い込んでいる人は多い。

ところが会社をクビになっても、人生は終わらないのだ。

それどころか会社をクビになると、新しい人生が始まるのだ。

会社をクビになったおかげであなたは独立して成功するかもしれないし、別の会社で大活躍できるかもしれない。

あるいは、目覚まし時計を処分すると寝過ごして遅刻が続き、あなたは学校を退学になるかもしれない。

学校を退学したら、人生が終わると思い込んでいる人は多い。

ところが学校を退学しても、人生は終わらないのだ。

それどころか学校を退学すると、新しい人生が始まるのだ。

高校を退学したおかげで、あなたは面倒な通学から解放されて授業を聞かなくてもいいから、自分のペースで独学し大検経由で一流大学に合格するかもしれないし、早めに社会に出て起業家として成功するかもしれない。

人生を一変させたければ、今の延長線上でものを考えないことだ。

今の延長線上でものを考える限り、あなたは今の延長線上で生きるしかない。

今の延長線上で生きるとどうなるのかは、周囲を見ていればサンプルはいくらでも転がっているから容易に想像できるはずだ。

あなたもそれらサンプルのような人生で終わりたければ、今の延長線上で生きることだ。

もし、今の延長線上に転がっている無数のサンプルのようにだけはなりたくないのなら、今すぐにレールの上から飛び出すことだ。

その第一歩として、目覚まし時計の処分を私は提案しているのだ。

目覚まし時計とは、目に見えない鉄格子《てつごうし》と同じだ。

どうして、快適に熟睡しているのに目覚まし時計に起こされなくてはならないのか。

あの不快感を好む人類はいないはずだ。

つまり、目覚まし時計は自然の摂理に反しているということだ。

目覚まし時計を手放せば、あなたは幸せの第一歩を踏み出せるのだ。

Point

目覚まし時計を手放したときから、新しい人生が始まる

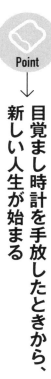

32

睡眠時間を他の誰かに支配されるのは、囚人と同じ。

「私は自由人です」と自慢する人が多いが、私から見たら自由でも何でもない人が多い。

自由人を自称している割にはしょっちゅう電話で呼び出されているし、卑屈《ひくつ》にペコペコと頭を下げている。

自由人の目安は、睡眠時間を他の誰かに支配されないことだ。

こう考えると、日本にはどれだけ成功しても自由人がほとんどいないことに気づかされるだろう。

かのアドルフ・ヒトラーは睡眠を邪魔されるのを酷《ひど》く嫌い、いったん眠りにつくといかなる理由があろうとも誰も彼を起こすことは許されなかった。

ヒトラーの批判はこれまで語り尽くされてきたが、ヒトラーこそが真の自由人と呼ぶにふさわしい。

仮に、富も名誉も権力もすべて獲得しても、睡眠を他の誰かに支配されているようでは囚人と何ら変わらない。

自由人の本質は、自分が好きなだけ眠れることなのだ。

私はサラリーマン時代のラスト5年で、他の誰かに睡眠時間を支配される人生から完全に脱出した。

毎日「もうこれ以上眠れない。勘弁してくれ～」というくらいとことん眠り尽くしてから、ゆったりと起きていた。

だから起きている間は、心身ともにフル回転で仕事をすることが可能だった。

毎日熟睡を堪能していると、集中力も発揮できるから猛スピードで仕事を終わらせることができる。

すると、また時間があり余るから、たっぷり熟睡することができる。

一度この天国を味わうと、もはや後戻りすることなどできない。

だから転職なんて割に合わないことをする気は毛頭《もうとう》なく、次のステップでは、独立して純度100％の自由を獲得する以外の選択はあり得なかった。

世の中には私よりもお金持ちはたくさんいるし、成功している人も数え切れないほどいる。

だが、彼らが口を揃えて言うのは、「いいなぁ～、千田さんみたいに自由になりたい」「本当に好きなことだけやって、時間があり余っていますよね」というように、すべて時間に関することだ。

私はお金持ちではなく、時間持ちなのだ。

自由時間の量や私の年収を時給換算したら、きっと驚いてドン引きされると思う。

そのくらい私は労働時間が桁違いに少ない。

これはサラリーマン時代からそうだった。

では、どうすれば時間持ちになれるか。

それは、いかに睡眠時間を他人から支配されないかを考え、実行し、習慣化することだ。

出世、転職、独立がそのきっかけになることは多い。

Point

好きなだけ眠れる人こそが、真の自由人

33

時給を増やしたければ、まず睡眠時間を確保すること。

時給を増やしたければ、まず算数ができなければならない。

サラリーマン時代に私が確信したのは、**算数ができない人はうだつの上がらない人生で幕を閉じる**ということだ。

ここで注意してもらいたいのは、〝数学〟ではなく〝算数〟という点である。

小学生レベルの算数がちゃんと理解できていれば、かなり有利に人生を歩むことができるのだ。

たとえば、あなたが正社員として、今の仕事で時給を増やしたいとしよう。

算数ができない人は、睡眠時間を削ってでも仕事を頑張ろうとする。

これをやらかすと、あなたの時給は１００％下がっていく。

同じ年収４００万円のサラリーマンAとBが、ここに二人いるとしよう。

Aは毎日12時間働いていて、Bは毎日6時間しか働いていない。

この場合、見かけの年収は同じでも、実質的にはBはAより2倍時給が高いということだ。

きっとAは連日睡眠時間を削りながらダラダラ仕事をしているのに対して、Bは連日熟睡しながらテキパキ仕事をこなしているはずだ。

サラリーマンが時給を上げたければ、労働時間を減らせばいいのだ。

労働時間を減らして周囲と同等以上の成果を出していれば、まともな会社であればあるほど「アイツは有能だ」と評価されて出世できる。

すると、年収が増えるからますます時給が上がるというわけだ。

一方で、Aのようなサラリーマンは無能な上に図々しく残業代まで請求してくるから、これほど会社にとってのお荷物はない。

だから、Aは労働時間が長い割には出世できないというわけだ。

労働時間を減らすための第一歩は、睡眠時間を確保することだ。

あなたが8時間は睡眠時間を確保したくて、朝6時には自然に目を覚ましたいとしよう。

その場合、夜10時前には布団に入っていなければならない。

ゆったりとした夕食と入浴、そして趣味の読書をしたければ、最低2時間前には帰宅したいところだ。

つまり、どんなに遅くなっても夜8時までには家に帰っていなければならないから、7時前には仕事を完全に終わらせなければならないと気づくはずだ。

これは終業時間を回ったら、もう新しい仕事を発生させないように注意せよということだ。

メールは見ないように完全に閉じて、本当にやらなければならない仕事に専念するのだ。

以上を徹底していけば、あなたは確実に睡眠時間を確保できる。

万一この状況を許さない職場であれば、世論を味方にして戦うか、さっさと飛び出すことだ。

Point

テキパキ仕事をこなすために、熟睡しよう

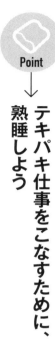

34

人生は、自分にとってベストの睡眠パターンを発掘した者勝ち。

人生で大切なことは、自分にとってベストな睡眠パターンを発掘することだ。

睡眠のパターンは本当に人それぞれで、実に面白い。

睡眠時間の長さもさることながら、数回に分けて寝るほうが体調は良いという人もいる。

高齢になると、睡眠時間が減るとよく言われる。

だが高齢者をよく観察していると、午前中からうたた寝をしていたり、昼寝時間が異様に長かったりと、睡眠を何度かに分けて取っているのがわかる。

中には、夜は３時間未満で目が覚めてしまうが、３時間以上昼寝をしているという人もいる。

作家の中にも１時間や２時間の睡眠を数回繰り返すという人もいるが、その人は年齢の割に若々しくて精力的に仕事をこなしているから、きっとそれが正しいのだ。

テレビで専門家が登場してベストな睡眠時間を述べていることもあるが、あれは参考程度に聞き流しておくことだ。

大切なことは、あなたの身体に耳を傾けて、自分に正直になって「本当に眠いのか？」「本当にもう目を覚ましてもいいのか？」と聞いてみることだ。

中には12時間眠らないと体が持たないという人がいるかもしれないが、それでいいのだ。

その場合は、毎日12時間の睡眠が確保できるような会社や仕事を選び、あなたはあなたの人生を創っていけばいいのだ。

あるいは、２時間睡眠を数回に分けて確保したいという人は、会社員ではなくフリーランサーが向いているかもしれない。

これは真面目な話だが、**あなたの職業はあなたの睡眠パターンに合わせると幸せになれる**と私は考えている。**睡眠パターンが合っていない会社や仕事で働くと、必ず睡眠不足が原因で不幸になるものだ。**

反対に、睡眠パターンが合っている会社や仕事で働くと、健康的にパフォーマンスが向上して自然に幸せになるものだ。

公務員のようなきちっとした仕事に向いている人は、やはり規則正しい睡眠パターンの人が向いている気がする。

芸術家のようにアイデアが頭をよぎったら寝食を忘れて作品に没頭するのに向いているのは、小分けに寝るタイプかもしれない。

いずれにせよ、長期的な成功者たちは自分の仕事と睡眠パターンを完全に一致させているものだ。

私は公私ともに眠そうな人に出逢うと、「三流だな」と思う。

職業選択の自由を活かせていない人は、せっかくの現代の幸運を享受《きょうじゅ》できていないのだ。

Point

天職は、睡眠パターンが教えてくれる

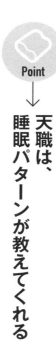

35

まだ眠いなら、適当に仮病《けびょう》をでっち上げて有給休暇を消化したほうがいい。

先日、脱サラして会社を起ち上げようとする女性と会って話をしたが、彼女は入社以来有給休暇をほとんど消化していないと言っていた。

「せっかく独立するのだから、この機会に全部消化してごらん」とアドバイスをしたら、その時は仰天《ぎょうてん》していたが、その後、「有給休暇を全部消化して人生観が変わりました！」という元気なメールが届いた。

ひょっとしたらあなたも、周囲に遠慮して有給休暇を消化していないのではないだろうか。

もし有給休暇を消化していないのであれば、仮病を使ってでも消化すべきだ。**有給休暇は取得してもいい権利ではなく、取得せねばならない義務なのだ。**

「今日はちょっとまだ眠いなぁ」と少しでも感じたら、直ちにメールで「体調不良で休みます」と伝えて、パソコンや携帯の電源はオフにしておけばいい。

手間を省くように有給休暇用の文面を予《あらかじ》め準備しておいて、ワンクリックでメール送信できるように設定しておくのもいいだろう。

「まだ眠い」というのは仮病なんかではなく、睡眠不足という立派な体調不良なのだから何も嘘はついていないのだ。

私の場合は高校時代からこれを愚直に実践しており、「まだ眠い」と感じたらその日は迷わず休むことにしていたものだ。

おかげさまで進級が危なくなるほど休み過ぎたが、余計な労力を使わず睡眠を堪能することができた。

高校の教師からは「お前はサラリーマンができない」「理系に行ったらお前のようなぐうたらは100%卒業できない」と言われる始末だった。

結果として教師の言う通りの人生になったが、それでもこうして何とか生きてこられたのは、私が睡眠で妥協しなかったおかげだと確信している。

社会に出てからも、本当に睡眠を最優先にしてよくサボった。

サボっても文句を言われないようになるためには、どうすればいいのかを真剣に考え続けた。

そしてそれを実行に移し、習慣化してきた。

その結果、当時としては最短出世コースを歩み、完全フレックスタイム制で働けるポジションで熟睡人生を謳歌した。

勘違いしてもらいたくないが、もちろん起きている間の私は存分に仕事に没頭していた。

だが、仕事に没頭できた理由は、間違いなくよく眠ったからだと断言できる。

不器用な私を支えてきてくれたのは、睡眠を最優先にする生き方だったのだ。

不器用で要領の悪い人間こそ、よく眠って落ち着いて仕事をするべきなのだ。

試しに今すぐ有給休暇を取得して、目覚まし時計なしで存分に熟睡してみよう。

Point

睡眠で妥協しない生活を送る工夫をしよう

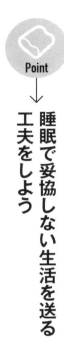

36

睡眠を確保できなければ、筋トレをする資格はない。

ここしばらく筋トレブームが続いている。

私もこれまでに筋トレ本を2冊出してきたが、人によっては思ったほど効果が出ないという声もたまに届く。

理由は三つ考えられる。

①筋トレの仕方が悪い

②食事が悪い

③睡眠不足

①については、１００ｍ走のスプリンターのような隆起《りゅうき》した筋肉になりたければ、10秒以内で完全燃焼する高重量運動をメインに筋トレをすることだ。反対に、長距離ランナーのようにスリムな体になりたければ、できるだけ長時間の軽い運動を継続させることだ。

②については、運動直後のゴールデンタイムにたんぱく質を補給するだけでなく、それ以外の日常の食事もバランスのいいものにすることを心掛けることだ。

そしていよいよ③についてだが、睡眠不足がネックになっていて筋肉の成長が妨げられている人は意外に多い。

筋肉はあなたの睡眠中にこそ成長するのだ。

その睡眠時間を削っていては筋肉の成長が途中で遮られるから、怪我の原因にもなる。

せっかく筋トレをして栄養を補給しても、最後の総仕上げである睡眠を疎かにするのは筋トレに対する冒涜《ぼうとく》だ。

睡眠を確保できなければ、筋トレをする資格はないのだ。

私は大学時代に体育会ボディビル部に所属していたが、世界のトップビルダーの生活ぶりを調べたところ、驚くほど優雅な人生を送っているのがわかった。

筋トレ以外はご馳走をたらふく食べて、暇さえあればゴロンと横になっていた。

もちろん、科学的に研究し尽くされた最新の筋トレメニューをごく短時間で終わらせ、筋肉に必要な栄養が完全に網羅された食事をした上での話だ。

彼らトップビルダーの人生の中で一番長いのは、きっと休憩時間と睡眠時間ではないだろうか。

当時の部活のメンバーたちはすでにその事実を熟知していたから、筋トレが終了するや否や食事をしていたし、休憩時間には読書や勉強をして眠くなったらいつでも寝ていたものだ。

筋トレをする人にとっては、食事と睡眠もトレーニングに含まれているのだ。

むしろ現代のように情報や食物に恵まれた時代には、筋トレと食事ではほとんど差がつかず、結局は睡眠で差が開くのではないだろうか。

換言すれば、筋トレの効果が思わしくないのは睡眠の質が低いからなのだ。

Point

筋肉の成長と睡眠には、密接なつながりがある

37

熟睡した人と、寝不足の人は話が噛み合わない。

もしあなたが人脈について悩んでいるのであれば、たった一つのことだけに気をつけておけばいい。

寝不足の人とは関わらないようにすることだ。

場合によっては、慢性寝不足の人とは絶縁してもいい。

そのくらい寝不足の人間というのは、あなたの足を引っ張る存在なのだ。

たとえば、私はサラリーマン時代に、寝不足の上司を同行させてヒアリング調査を行っていた際、相手の前でその上司に居眠りをされて契約が打ち切られてしまったことがある。

この人は、他の会社でもドタキャンや遅刻を繰り返して、あちこちで契約を打ち切らせていたものだ。

とにかく寂しがり屋で、こちらから頼んでもいないのに部下に同行するのが大好きな人だったが、そのたびに寝不足が原因のトラブルを起こし続けたため、最終的に左遷《させん》されてしまった。

コンサル時代に顧問先で数多くの人たちと対話してきたが、やはり寝不足の人はどこかズレているとしか思えなかった。

熟睡した人は誠実で健全な思考をするのに対し、寝不足の人は不誠実で不健全な思考をするから話が噛み合わないのだ。

もしあなたが熟睡しているのに話が噛み合わない相手がいたら、それはあなたの頭や性格が悪いからではなく、相手が寝不足だからである。

念のため、寝不足の人によく見られる傾向をいくつか列挙《れっきょ》しておこう。

滑舌《かつぜつ》が悪い。

じっとしているのが苦手。

どこかピリピリしていてキレやすい。

相手の揚げ足を取って話を長引かせるのが好き。

ちょっとしたことで傷つきやすく、ムキになる。

壁にぶつかったらすぐにアルコールに逃げる。

人生論が好き。

以上のような人はあなたの周囲にも、必ず一人や二人はいるはずだ。

これらの人は慢性の睡眠不足だから、関わらないことだ。

もし運悪く向こうから近づいてきたら、お手洗いに行くふりをして緊急避難するか、携帯に出るふりをしてその場から離れることだ。

執拗《しつよう》にメールを送ってこられたら、受信拒否に設定して自動削除してしまえばいい。

これだと本当にメールが届かないから、いざとなったら「メールが届いていない」と弁解できる。

受信拒否を問い詰められても、機械音痴で知らない間に設定してしまったと言えばいい。

要は、睡眠不足野郎はまともに相手にしないことで絶縁していくに限るのだ。

Point

睡眠不足の人とは、徹底的に関わらないようにする

38

昨夜よく眠れたということは、昨日よく生きたということだ。

ここでは、あなたに小手先《こてさき》のテクニックではなく、本質的に深い睡眠が獲得できる方法を伝授したいと思う。

それは、本当に熟睡したければ、起きている間に精一杯生きるということだ。

昨夜よく眠れたということは、昨日よく生きたということなのだ。

私はいつも熟睡を堪能しているが、それは起きている間によく生きているからだと断言できる。

毎日起きている間に、命を燃やし尽くすくらいに完全燃焼していると、きちんと眠くなってくるのだ。

起きている間によく生きるということは、心地良い疲れに襲われてちゃんと眠れるということなのだ。

この世で最高の睡眠薬とは、起きている間によく生きることなのだ。

こう考えると、よく眠れないという人は原因がわかりやすいのではないだろうか。

眠れないということは、起きている間に中途半端にしか生きていないということなのだ。

中途半端にしか生きていないからこそ、夜になっても眠くならないのだ。

幼稚園や小学生の子どもたちは、なぜ夕食中からコクリ、コクリと眠くなってくるのだろうか。

子どもだからではない。

起きている間によく生きていたからこそ、眠くなってきたのだ。

もし眠れないなら無理に寝ようとしないで、そのままずっと起きていればいいだけの話だ。

世の中にはもっと起きていて仕事をしたいとか、勉強をしたいという人がたくさんいるのに、眠れないというのは何とも羨《うらや》ましい限りだ。

私もたまに「今夜はやけに目が冴えているな」という日もあるが、そんな時には無理に寝ようとしないで、「これは何かしろという神様からのプレゼントだな」と解釈し、感謝している。

私の場合は、夜中に目が冴えてくると、無性に本が読みたくなったり文章を書きたくなったりするから、自分の本能の赴《おもむ》くままに従っている。

すると、たいてい30分もしないうちに睡魔が襲ってくる。

それから寝ればいいのだ。

あなたが眠れない夜は、あなたにまだ、その日やり残したことがあるという合図なのだ。

だからあなたの心に正直になって、何がやりたいのかを思い出せばいい。

きっと、それをやっている最中に眠くなるはずだ。

私の経験上では、こうしてちょっと夜更かしをした翌朝はいつも通りに目が覚めて、その上一段と目覚めがいい気がする。

よく眠るために、よく生きるのだ。
よく生きた人間のみが、よく眠ることができるのだ。

Point

人生の充実度は、睡眠によって測られる

39

成功の一番の収穫は、誰にも遠慮せずに堂々と二度寝を堪能できること。

あなたは、二度寝が悪いことだと思っていないだろうか。
うっかり二度寝しようものなら、強い罪悪感に襲われないだろうか。
ここで、二度寝の善悪についてハッキリと結論を下そう。

もちろん二度寝は悪いことではない。

それどころか、二度寝は成功の証だ。

二度寝が悪いことだと思われているのは、あまりにも気持ちがいいために、二度寝できない多くの人々に対して、つい罪悪感を抱いてしまうからだ。

「幸せ過ぎて怖い」という言葉があるが、あれによく似ている。

ここだけの話、二度寝は最高だ。

私は、これまでに数多くの富豪と仕事をさせてもらってきたが、彼らとお酒の席で打ち解ける関係になると、決まって登場した話題の一つが睡眠についてだった。

中でも、雇われ社長ではなく、ビジネスオーナーである正真正銘《しょうしんしょうめい》の富豪たちの間では、二度寝が常識のようだった。

次第に二度寝に対し強い興味を持った私は、その仮説を演繹的《えんえきてき》に他の成功者にも話して確認していった。

すると驚くべきことに、彼らもまた二度寝の常連だったのだ。

もちろん、無理をしてまで二度寝をすることはないが、まだ眠ければそのまま誰にも遠慮することなく堂々と二度寝するということだ。

それを聞いた私は、成功者でもないのに勇気を持って二度寝してみた。

その結果、ついに二度寝の虜になってしまった。

あなたも二度寝をすればわかるが、まさに天国だ。

全身がエネルギーで満ち溢れ、頭脳も体もフル回転間違いなしだ。

医者が何と言おうが、睡眠の専門家がどんなデータをでっち上げようが、二度寝が体に悪いはずがない。

決して口に出しては言えないが、二度寝できない人生に戻るくらいなら、死んだほうがマシだと思っている成功者は世の中に多いはずだ。

成功した一番の収穫は、誰にも遠慮することなく二度寝を堪能できることなのだ。

現在の私は二度寝どころか、三度寝や四度寝も珍しいことではなくなった。

もはや何度寝しているか数え切れないが、それがまた幸せなのだと感謝している。

あなたも休日くらいなら二度寝を堪能できるはずだ。

もし「これが毎日できればどんなに幸せだろう」と思ったら、それを今から実現すればいい。
「毎日二度寝したいから辞めます！」と辞表を出すのは、幸せの第一歩だ。

Point

好きなだけ、何度でも寝られるのが、最高の人生だ

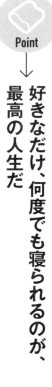

40

いい人生とは、目覚めのいい人生のことだ。

「千田さんにとって、幸せとは何ですか？」

「千田さんにとって、いい人生とは何ですか？」

ここ最近、読者からそんな哲学的な質問が届くようになった。

私にとって幸せとは、目覚めのいい人生を送れることだ。

私にとっていい人生とは、目覚めのいい人生のことだ。

この価値観は昔から変わらない。

いい人生とは目覚めのいい人生のことだと、私は一点の曇りもなく確信している。

反対に、目覚めの悪い人生はとても不幸だと思うし、嫌な人生だから私は絶対に避けるようにしている。

日々の決断の基準も、すべて、「これをやると目覚めがいいか」の一点に集約される。

どんなに高額な商談を持ち込まれても、「これをやると目覚めが悪くなりそうだな」と少しでも感じたら、ゼロ秒で断る。

どんな美人に誘われても、「この人と寝ると目覚めが悪そうだな」と少しでも感じたら、ゼロ秒で消息不明《しょうそくふめい》になる。

この決断の基準で、これまでに後悔したことは一度もないので、結構気に入っている。

そのくらい私にとって目覚めとは大切なものなのだ。

現在はこうして本を書くことで、最高の目覚めを獲得している。

書類を作成する仕事をしている人であれば誰でも理解できると思うが、どんなに強靭な体力の持ち主でも、長時間文字を打ち込んでいると必ず目が疲れてくるものだ。

私の場合は没頭すると12時間はノンストップで書き続けるから、当然目が疲れてくる。

この適度な眼精疲労《がんせいひろう》が心地良い睡眠を誘ってくれるから、実にありがたいのだ。

私にとって執筆とは、最高の目覚めに導かれる天職だと感謝している。

さて、ここで大切なのは私の人生ではなく、あなたの人生である。

あなたの人生はどうだろうか。

目覚めのいい人生を謳歌しているだろうか。

もし目覚めがそれほどいいとは言えないのであれば、本書に書いてあることを理解するだけではなく、とりあえず一つでもいいから実際に試してみることだ。

そして、試してみてあなたに当てはまらなければ、また別の何か一つを試してみることだ。

もちろんその別の何か一つもあなたに当てはまらなければ、さらに別の何か一つを試すのだ。
そのうちに一つくらいは、あなたにしっくりくるものに出逢うだろう。
そのたった一つを、あなたの習慣にすればいい。
あなたの習慣にしたものこそが、あなたの人生を創っていくのだから。

Point

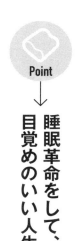

睡眠革命をして、目覚めのいい人生を謳歌しよう

千田琢哉著作リスト

（2016年9月現在）


『さあ、最高の旅に出かけよう』

『超一流は、なぜ、デスクがキレイなのか?』

『超一流は、なぜ、食事にこだわるのか？』

『超一流の謝り方』

『自分を変える 睡眠のルール』

<ソフトバンク クリエイティブ>
『人生でいちばん差がつく20代に気づいておきたいたった1つのこと』

『本物の自信を手に入れるシンプルな生き方を教えよう。』

<ダイヤモンド社>
『出世の教科書』

<大和書房>
『「我慢」と「成功」の法則』

『20代のうちに会っておくべき35人のひと』

『30代で頭角を現す69の習慣』

『孤独になれば、道は拓ける。』

<宝島社>
『死ぬまで悔いのない生き方をする45の言葉』
【共著】『20代でやっておきたい50の習慣』
『結局、仕事は気くばり』
『仕事がつらい時 元気になれる100の言葉』
『本を読んだ人だけがどんな時代も生き抜くことができる』
『本を読んだ人だけがどんな時代も稼ぐことができる』
『1秒で差がつく仕事の心得』
『仕事で「もうダメだ！」と思ったら最後に読む本』

<ディスカヴァー・トゥエンティワン>
『転職1年目の仕事術』

<徳間書店>
『一度、手に入れたら一生モノの幸運をつかむ50の習慣』

『想いがかなう、話し方』

『君は、奇跡を起こす準備ができているか。』

『非常識な休日が、人生を決める。』

<永岡書店>
『就活で君を光らせる84の言葉』

<ナナ・コーポレート・コミュニケーション>
『15歳からはじめる成功哲学』

<日本実業出版社>
『「あなたから保険に入りたい」とお客様が殺到する保険代理店』

『社長！　この「直言」が聴けますか？』

『こんなコンサルタントが会社をダメにする！』

『20代の勉強力で人生の伸びしろは決まる』

『人生で大切なことは、すべて「書店」で買える。』

『ギリギリまで動けない君の背中を押す言葉』

『あなたが落ちぶれたとき手を差しのべてくれる人は、友人ではない。』

<日本文芸社>
『何となく20代を過ごしてしまった人が30代で変わるための100の言葉』

<ぱる出版>
『学校で教わらなかった20代の辞書』

『教科書に載っていなかった20代の哲学』

『30代から輝きたい人が、20代で身につけておきたい「大人の流儀」』

『不器用でも愛される「自分ブランド」を磨く50の言葉』

『人生って、それに早く気づいた者勝ちなんだ！』

『挫折を乗り越えた人だけが口癖にする言葉』

『常識を破る勇気が道をひらく』

『読書をお金に換える技術』

『人生って、早く夢中になった者勝ちなんだ！』

『人生を愉快にする！超・ロジカル思考』

『こんな大人になりたい！』

<PHP研究所>
『「その他大勢のダメ社員」にならないために20代で知っておきたい100の言葉』

『もう一度会いたくなる人の仕事術』

『好きなことだけして生きていけ』

『お金と人を引き寄せる50の法則』

『人と比べないで生きていけ』

『たった1人との出逢いで人生が変わる人、10000人と出逢っても何も起きない人』

『友だちをつくるな』

『バカなのにできるやつ、賢いのにできないやつ』

『持たないヤツほど、成功する！』

『その他大勢から抜け出し、超一流になるために知っておくべきこと』

<藤田聖人>
『学校は負けに行く場所。』

『偏差値30からの企画塾』

<マネジメント社>
『継続的に売れるセールスパーソンの行動特性88』

『存続社長と潰す社長』

『尊敬される保険代理店』

<三笠書房>
『「大学時代」自分のために絶対やっておきたいこと』

『人は、恋愛でこそ磨かれる』

『仕事は好かれた分だけ、お金になる。』

『1万人との対話でわかった 人生が変わる100の口ぐせ』

『30歳になるまでに、「いい人」をやめなさい！』

<リベラル社>
『人生の9割は出逢いで決まる』

『「すぐやる」力で差をつけろ』

千田琢哉著作リスト

（2016年9月現在）

＜アイバス出版＞
『一生トップで駆け抜けつづけるために20代で身につけたい勉強の技法』
『一生イノベーションを起こしつづけるビジネスパーソンになるために20代で身につけたい読書の技法』
『1日に10冊の本を読み3日で1冊の本を書く ボクのインプット＆アウトプット法』
『お金の9割は意欲とセンスだ』

＜あさ出版＞
『この悲惨な世の中でくじけないために20代で大切にしたい80のこと』
『30代で逆転する人、失速する人』
『君にはもうそんなことをしている時間は残されていない』
『あの人と一緒にいられる時間はもうそんなに長くない』
『印税で1億円稼ぐ』
『年収1,000万円に届く人、届かない人、超える人』
『いつだってマンガが人生の教科書だった』

＜朝日新聞出版＞
『仕事の答えは、すべて「童話」が教えてくれる。』

＜海竜社＞
『本音でシンプルに生きる！』
『誰よりもたくさん挑み、誰よりもたくさん負けろ！』

＜学研プラス＞
『たった2分で凹みから立ち直る本』
『たった2分で、決断できる。』
『たった2分で、やる気を上げる本。』
『たった2分で、道は開ける。』
『たった2分で、自分を変える本。』
『たった2分で、自分を磨く。』
『たった2分で、夢を叶える本。』
『たった2分で、怒りを乗り越える本。』
『たった2分で、自信を手に入れる本。』
『私たちの人生の目的は終わりなき成長である』
『たった2分で、勇気を取り戻す本。』
『今日が、人生最後の日だったら。』
『たった2分で、自分を超える本。』
『現状を破壊するには、「ぬるま湯」を飛び出さなければならない。』
『人生の勝負は、朝で決まる。』
『集中力を磨くと、人生に何が起こるのか？』
『大切なことは、「好き嫌い」で決めろ！』

＜KADOKAWA＞
『君の眠れる才能を呼び覚ます50の習慣』
『戦う君と読む33の言葉』

＜かんき出版＞
『死ぬまで仕事に困らないために20代で出逢っておきたい100の言葉』
『人生を最高に楽しむために20代で使ってはいけない100の言葉』
DVD『20代につけておかなければいけない力』
『20代で群れから抜け出すために顰蹙を買っても口にしておきたい100の言葉』
『20代の心構えが奇跡を生む【CD付き】』

＜きこ書房＞
『20代で伸びる人、沈む人』
『伸びる30代は、20代の頃より叱られる』
『仕事で悩んでいるあなたへ 経営コンサルタントから50の回答』

＜技術評論社＞
『顧客が倍増する魔法のハガキ術』

＜KKベストセラーズ＞
『20代　仕事に躓いた時に読む本』

＜廣済堂出版＞
『はじめて部下ができたときに読む本』
『「今」を変えるためにできること』
『「特別な人」と出逢うために』
『「不自由」からの脱出』
『もし君が、そのことについて悩んでいるのなら』
『その「ひと言」は、言ってはいけない』
『稼ぐ男の身のまわり』
『「振り回されない」ための60の方法』

＜実務教育出版＞
『ヒツジで終わる習慣、ライオンに変わる決断』

＜秀和システム＞
『将来の希望ゼロでもチカラがみなぎってくる63の気づき』

＜新日本保険新聞社＞
『勝つ保険代理店は、ここが違う！』

＜すばる舎＞
『今から、ふたりで「5年後のキミ」について話をしよう。』
『「どうせ変われない」とあなたが思うのは、「ありのままの自分」を受け容れたくないからだ』

＜星海社＞
『「やめること」からはじめなさい』
『「あたりまえ」からはじめなさい』
『「デキるふり」からはじめなさい』

＜青春出版社＞
『リーダーになる前に20代でインストールしておきたい大切な70のこと』

＜総合法令出版＞
『20代のうちに知っておきたい お金のルール38』
『筋トレをする人は、なぜ、仕事で結果を出せるのか？』
『お金を稼ぐ人は、なぜ、筋トレをしているのか？』

千田《せんだ》 琢哉《たくや》

文筆家。

愛知県犬山市生まれ、岐阜県各務原市育ち。

東北大学教育学部教育学科卒。

日系損害保険会社本部、大手経営コンサルティング会社勤務を経て独立。

コンサルティング会社では多くの業種業界における大型プロジェクトのリーダーとして戦略策定からその実行支援に至るまで陣頭指揮を執る。

のべ3,300人のエグゼクティブと10,000人を超えるビジネスパーソンたちとの対話によって得た事実とそこで培った知恵を活かし、"タブーへの挑戦で、次代を創る"を自らのミッションとして執筆活動を行っている。

著書は本書で127冊目。

●ホームページ：http://www.senda-takuya.com/

自分を変える 睡眠のルール

2016年9月4日　初版発行

著　者　千田 琢哉

発行者　野村 直克
装　丁　萩原 弦一郎、藤塚 尚子（デジカル）
本文デザイン　土屋 和泉
写　真　Shutterstock、iStockphoto.com/idal
発行所　総合法令出版株式会社
〒103-0001
東京都中央区日本橋小伝馬町15-18
ユニゾ小伝馬町ビル9階
電話　03-5623-5121（代）

印刷・製本　中央精版印刷株式会社
 ISBN978-4-86280-516-4
落丁・乱丁本はお取替えいたします。
総合法令出版ホームページ　http://www.horei.com/

好評既刊

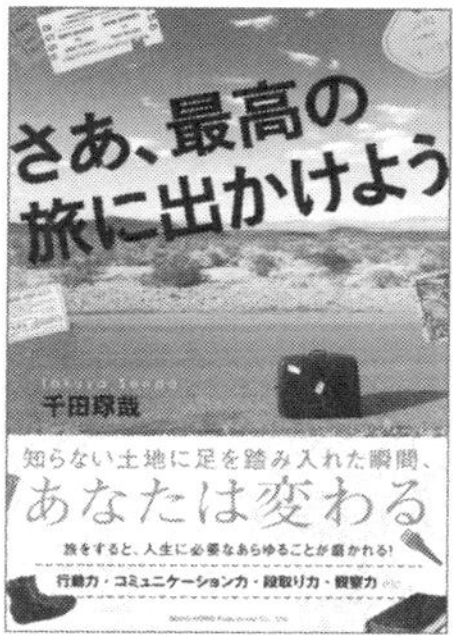

さあ、最高の旅に出かけよう

千田琢哉／著　定価 1200 円＋税

旅をすれば誰でも、生きている実感を全身の細胞で味わうことができ、新たな自分を獲得できる。旅を通して自らを磨いてきた著者が語る、旅の素晴らしさと、旅を通して自分を磨いていく方法。

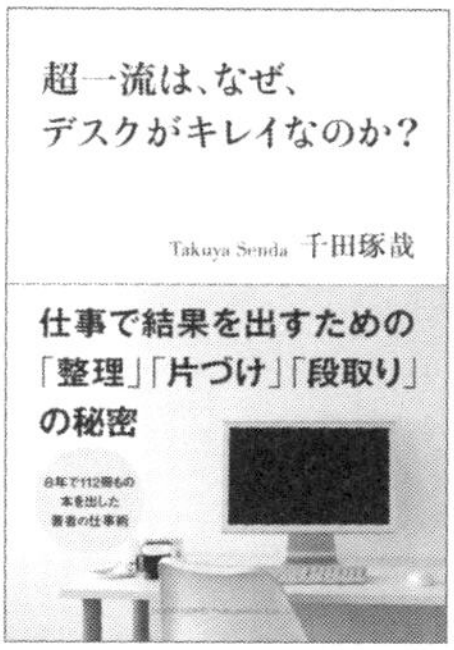

超一流は、なぜ、デスクがキレイなのか？

千田琢哉／著　定価 1200 円＋税

驚異のハイペースで圧倒的パフォーマンスを上げる著者が実践する、仕事で結果を出すための「整理」「片づけ」「段取り」の秘密。仕事に忙殺されてしまっている人は必読。

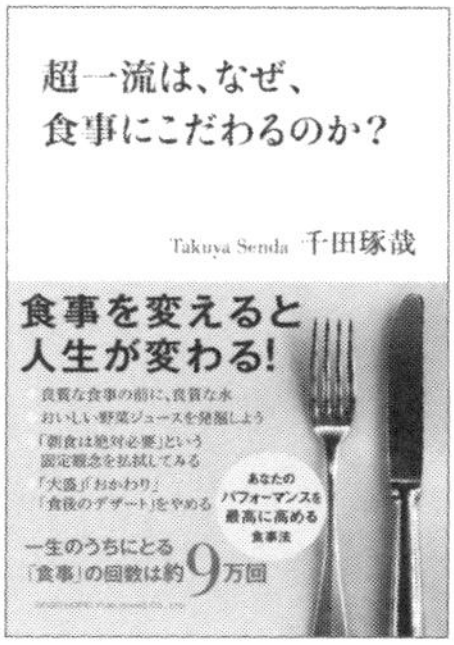

超一流は、なぜ、食事にこだわるのか？

千田琢哉／著　定価 1200 円＋税

食事を変えると人生が変わる！　多くのエグゼクティブと対話をする中で、どのようなものをいかに食べることが効果的なのかということを研究してきた著者が明かす、仕事で結果を出すための食事法。